朝日新書
Asahi Shinsh

JN037619

疫病と人類

新しい感染症の時代をどう生きるか

山本太郎

朝日新聞出版

プロローグ

　できる限り外出を控え、机に向かう。いま、何を考え、何を為すべきか。コロナ収束後の世界はどうあるべきか。人はそこで何を大切なものと考え、その大切なものを抱きしめるため、どう生きていくのか。さまざまな本を読み、なかにヒントを探す。

　そんな時間を過ごして夕方に至る。頭の芯が真空のなかで宙吊りになったような妙な感覚を覚える。人出の少ない日暮れを待って、川沿いを走る。目前の山が海を抱く。古く華僑の人々が「周抱海《しゅうほうかい》」と呼んだ港に灯火が揺れる。人々の生活の明かりだ。夜空を見上げると、かすかに星の瞬きが見える。

　二〇一〇年一月、ハイチで地震が起きた。その時支援に入った首都ポルトープランスで見上げた夜空。二〇一一年三月の東日本大震災、三陸沿岸の街、大槌町で見た星空が脳裏によみがえる。大地は、震災の爪痕が深く刻まれ、それによって一切の明かりを失った。その上に輝く星々。哀しいことに、それまで人生で見たどの星空よりもきれいだった。

星空を見ている間にも、余震が続き、大地が身震いする。再び朝が来るかさえ確信はなかった。しかし、確実に夜明けはやってきた。東の空が赤く染まり、群青色をした海が青くその色を変えていった。

医師であるといっても患者の治療にあたっているわけでもなく、研究者であるといってもワクチンや治療薬の開発を行っているわけではない、そんな私にでもできることは、何か。それは、都合良い楽観主義にも、また思考を放棄した悲観主義にも陥ることなく、いまある現実を直視し、来るべき未来を想像することだろうと考える。「いま」をどう生き、「未来」をどう想像するか。

*

新型コロナウイルスが全世界に広がる汎世界的流行（パンデミック）となり、感染者は二〇二〇年一〇月までに四〇〇〇万人を超えた。先進国から開発途上国へ、北半球から南半球へと、流行の場所を移しながら、地球全体をかけめぐる。特に先進国の人々にとっては、グローバル化の進展以降初めて経験する感染症による命の危険。世界はパニックに陥った。

新型コロナウイルスが世界中に広がった当初、政治のリーダーたちは「戦争だ」「戦いだ」という言葉をさかんに使い、感染症を「撲滅すべき悪」だといった。しかし私は、その言葉に違和感を抱いていた。

戦争ならば倒すべき相手がいる。勝利に向けた目標がなくてはならない。が、今回のパンデミックに倒すべき相手はいない。感染した人たちや感染対策によって経済的、社会的に影響を受けた「守るべき人たち」がいるだけだった。にもかかわらず、「守るべき人たち」に伝えるメッセージを「戦争」に置き換え、勝つまで「我慢」を強いるものとなった。


人類と感染症の歴史は古い。一万数千年前、狩猟採集生活から農耕生活へと移り、野生動物を家畜化したことが引き金となった。天然痘はウシ、麻疹《はしか》はイヌあるいはウシ、インフルエンザはアヒルが持っていたウイルスが人間社会に適応した。こうした感染症は交易や戦争などが原因で、世界中に広がった。

感染症への免疫を持っている社会と持たない社会とでは、その与える影響も大きく異なる。有名な例がコロンブスによるアメリカ大陸再発見だ。スペイン人が持ち込んだ感染症によって、南米の先住民だけが倒れていった。数百万人もの先住民を、七〇〇人ほどのスペイン人が征服できたのは、感染症に対する免疫を持っていたことが大きい。

第二次世界大戦中にはペニシリンが広く実用化され、肺結核に効くストレプトマイシンも登場した。感染症に対する気運は変わった。それまで多数の死者を出していた産褥《さんじょく》熱など、さまざまな感染症患者が抗生物質で助かるようになった。

一九五〇年ごろからはウイルスの発見とワクチンの開発が飛躍的に進み、治療が困難だったポリオ（ポリオウイルスの中枢神経感染により四肢の急性弛緩性麻痺が生ずる）も予防可能となった。人類は感染症を制圧できるとの風潮が高まった。その頂点が一九八〇年のWHO（世界保健機関）による天然痘根絶宣言だった。

しかし、その後に起きたことは……エボラ出血熱やHIV／エイズ、SARS（重症急性呼吸器症候群）やMERS（中東呼吸器症候群）など、新たな感染症が次々と登場した。制圧できると思われていたマラリアの根絶も難しいことがわかってきた。グローバル化による人口増加や都市の出現、人の移動が加速度的に進み、生態系への人間の無秩序な進出や地球温暖化による熱帯雨林の破壊、それに伴う野生動物の生息域の縮小によって、ヒトと野生動物の距離が縮まったことも背景にあるだろう。

そもそも感染症を根絶できるのか――。こうした事実の積み重ねにより、感染症は〝戦う〟ばかりではなく、私たちの社会のなかに取り込んでいくしかないのではないか、という感覚が生まれてきている。今回の新型コロナでも徐々に認識が変わってきたように。

医学は人の「生」を支えようと進歩してきた。しかし、寿命をできる限り長くすることが、逆説的に「死」を遠ざけてしまった側面もある。

寿命を長くすること自体、悪いことではない。しかし一方で、人は、「死」から逃れられない。「生と死」の関係も含め、生物としての自分たちの立ち位置を振り返る必要がある。

人間が自然のなかの一部である限り、感染症と共生し、付き合っていかざるを得ない。ウイルスが広がるか、それとも収束するか。流行を決めているのも、私たち人間自身なのだから。

従来の感染症は、人類が望むと望まざるとにかかわらず社会に変化を促した。そして、人類は過去にパンデミックを起こした感染症をうまく取り込み、免疫を獲得し、「種」としての強靭さを養ってきた。

人命を守りつつ被害を最小限にし、柔軟性あるしなやかな社会をどう構築していくべきか。感染症と人類の歴史的事実をたよりに、考えていきたい。

図表・地図作成　朝日新聞メディアプロダクション

疫病と人類

新しい感染症の時代をどう生きるか

目次

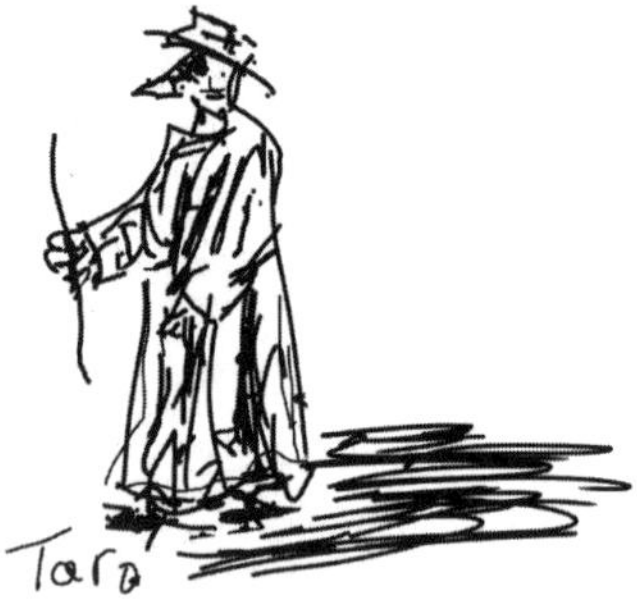

ペスト医師（メディコ・デッラ・ペステ）
中世のペスト医師は、都市に雇用され、貧富の隔てなく治療にあたった。当時は悪い空気（瘴気）が感染源と考えられていた。悪い空気から身を守るため、香辛料を詰めた嘴状のマスクを着けた。ペスト医師になることは大概の場合、喜ばしいことではなく、辛く危険な仕事であった。流行時、彼らが生き残る可能性はわずかであった。（作画・著者）

ポストコロナの見取り図

第一部

人や物、情報が地球規模で流動化するグローバル化によって感染症のパンデミックが特徴づけられるとすれば、新型コロナウイルス感染症の流行によって世界がこれほどまでに驚愕している姿は示唆的である。

ここでは、感染症とは何かを生態学の視点から考えてみたい。

第1章　共存か、あるいは戦いか

ウイルスの視点で見る

感染症は、病原体としての微生物と宿主であるヒトの相互作用の結果として社会に表出する。それは自ずと「ヒト」の視点だけでは見えてこないものがあることを示す。逆説的で、不思議な感覚かもしれないが、ウイルスを主語とすることで、初めて見えてくる景色もある。

私たち人間の目から見ると、今回の新型コロナウイルスは、グローバル化や都市化といったヒト社会の弱点を突く、極めて巧妙なウイルスに見える。しかし本当にそうなのだろうか。仮定として、次のような状況を考えてみたい。新型コロナウイルスが、人類が農耕を始める以前の狩猟採集社会のなかに持ち込まれたとしたらどうだっただろう。

狩猟採集社会では、一〇〇人程度の血縁を中心とした集団がドングリを集め、貝を採り生活をする。それぞれの集団は生態資源の競合を避けるためにまばらに生活圏を設定する。そんな社会に新型コロナウイルスが出現したとする。

集団ということで考えれば、こうした時代、それぞれの集団はまばらであったとしても、集団内は密な関係によって特徴付けられる。ウイルスは、数週間のうちに人口の大半（七、八割）に感染し、次の新たな感染者を失う。疫学の袋小路に迷い込むことによって、絶滅したに違いない。あるいはごく稀な偶然のうちに、ウイルスがもう一つの別の集団に入り込んだとしても、そこで同じことが繰り返され、感染は収束する。

この七、八割に相当する人口に達して社会全体が獲得した抵抗力を「集団免疫」と呼ぶ。割合は、ウイルスの種類によって異なる。一般的に、麻疹などの急性感染症でその割合は高く、結核など慢性感染症で低い。新型コロナウイルスでいえば、集団免疫に必要な人口割合は、麻疹ほど高くないが、結核ほど低くもない。

こうした思考実験は、農耕以前の狩猟採集社会では、新型コロナウイルスのような感染症が連鎖的、持続的に続いていくことはなく、小さな集団内にとどまり、やがて消えていくということを教えてくれる。

私たちは感染症の流行を考える際、あたかもウイルスがヒト社会を脅かしているかのように考えてきた。しかしこうした思考実験は、むしろ私たちの「社会のあり方」こそが、新たなウイルスの出現を選んでいる可能性さえ示唆するものとなる。

その意味でいえば、人類が根絶に成功した唯一のウイルスである天然痘も、過去数百年の間に、ヒト社会が変化したこと（そこには医学の進歩も含まれる）によって、ウイルスにとって、すでにヒト社会が不適応な社会になっていた可能性はある。極端な言い方をすれば、私たちが行ったことは、やがて消え行く運命にあった天然痘ウイルスの背中を最後に一押ししたということに過ぎなかったのかもしれない。

あるいは一〇〇〇年後、仮想現実が現実世界のものとなり、社会的距離が基本となった社会を想像しよう。そこに、新型コロナウイルスが持ち込まれたとしても、ウイルスは、そもそも流行しないか、仮に流行したとしても、容易に封じ込めることができるかもしれない。

こうしたことは、ある時代に適応的だったウイルスでさえ、社会のあり方が変化すれば不適応になるという意味で、暗示的である。ある時代には、流行しなかった種類のウイルスが、別な社会では流行するという意味で、でもあるが。

赤の女王仮説

ウイルスからの視点で考えると見えてくる、もう一つ大切なことに、ウイルスは宿主の根絶を意図していないということがある。ウイルスは、自らの複製に宿主を必要とする。あるいは逆に言えば、自らの複製に宿主機能を絶対的に必要とする微生物を細菌と区別して、私たちは、ウイルスと名付けた。したがって、最終的に宿主を殺すことはウイルスにとっても有益な状態をもたらすことはない。そうしたなかで、私たち人間が、ウイルスの絶滅を目指せばどうなるのか。そのこと自体が、危険な行為となる。

根絶を目指してウイルスに強い淘汰圧をかけると、強い淘汰圧そのものが、ウイルスに自らが生き延びるための進化を促す。進化したウイルスに対し、私たち人間もまた、それに対抗する手段を開発する必要に迫られる。それが繰り返されれば、それは、ウイルスと人間との間で演じられる軍拡にも似た競争になる。そうした生物間競争を、生態学用語で「赤の女王仮説」と呼ぶ。生存のためには、絶えず進化を続けることが必要であるとする説である。ルイス・キャロルの小説『鏡の国のアリス』に登場する赤の女王が発した言葉に由来する。

そして結論からいえば、その競争に、私たち人間は長期的には勝利できないだろう。それが今日的な研究者のウイルス理解となっている。最大の理由は、ウイルスの変異、すなわち進化の速度がヒトのそれを何百万倍も上回るからである。

とすれば……。

ウイルスに過度な圧力をかけず、ウイルスと緩やかに付き合っていくことは、ウイルス感染症の重要な対策となる。これはまた、現在の状況が、ウイルスとの戦いでないことの理論的支柱ともなる。

東京大学大学院教授で日本近現代史の専門家である加藤陽子は、著書『それでも、日本人は「戦争」を選んだ』のなかで、フランスの思想家ルソーを引用しながら、戦争の究極の目的あるいは本質は、相手社会の基本秩序に変容を迫り、それを書き換えることにあると述べている。

確かに、戦争が総力戦である限り、総力を用いて行うべきは、相手の最も大切なものを書き換える行為となるという論理は理解できる。それが戦争であると。その考えをウイルスとの戦いに当てはめたとすれば、どうだろう。ウイルスというものの存在の基本的秩序の変容と書き換えとは何か。あるいは逆説的だが、それは可能なのだろうか。

目に見えない存在

ウイルスとは、そもそも、生物の細胞を利用して自己を複製させる、極微小な感染性の構造体だ。遺伝情報を伝達する核酸（ＤＮＡやＲＮＡ）と、それを包むたんぱく質からなるが、自力で複製できない。複製には、宿主生物の細胞機能を必要とする。それ故、ウイルスは生物でないとする研究者もいる。

ウイルスの発見は、一九三五年に遡る。それまでに原因不明の感染症は、微生物によって引き起こされることがわかっていた。しかし、どうやらその感染症の原因は細菌ではなかった。その微生物は細菌が通過できない濾過機を通過し、光学顕微鏡でも観察できない、何ものかであった。原因として、細菌以外の何かが想定され、それは濾過性病原体と呼ばれた。

フランスの生化学者ルイ・パスツールや、ドイツの細菌学者ロベルト・コッホが病原体としての細菌を発見したのは、一八〇〇年代後半のことだった。そこから約半世紀遅れて、病原体として、細菌より小さな構造体の存在が強く疑われることになった、というのがウイルス発見前史となる。

一方ウイルスの発見に関していえば、ロシアのドミトリー・イワノフスキーによるタバコモザイクウイルス（植物ウイルスの一種）の研究、ドイツの細菌学者フリードリッヒ・レフラーやパウル・フロッシュによる口蹄疫の研究などがその先駆けとなる。レフラー自身は濾過性病原体を小さな細菌と考えていたが、その本体は別物であると考えていた科学者もいた。いずれにしても長い間その正体は不明であった。

一九三五年、アメリカの生化学者であるウェンデル・スタンリーがタバコモザイクウイルスの結晶化に成功する。スタンリーはこの業績により、一九四六年、ノーベル化学賞を受賞した。これによって濾過性病原体が初めて電子顕微鏡で可視化された。

ちなみに、私たちは直接目で見えない微小なものを観察するために顕微鏡を用いる。通常私たちの周囲にあるのは光学顕微鏡と呼ばれるもので、光を用いて、対象を拡大する。しかし光学顕微鏡は、光を使っているために、光の波長より小さな対象を観察することはできない。それは倍率として、最大で二〇〇〇倍ほどで、それが光学顕微鏡の限界となる。

一方、電子顕微鏡は、光より波長の短い電子線を用いることによって、倍率を約一〇〇万倍にまで上げることが可能になった。それによって光学顕微鏡で観察できない構造物の観察が可能となった。光学顕微鏡は、私たち人間の目に見えない微生物世界が存在することを教えてくれた。一七世紀後半のことである。それに倣えば、電子顕微鏡は、この世界に細菌より小さな、生物と無生物の間をさまよう構造体が存在することを教えてくれたということになる。

磁場の電子線に対するレンズ作用を実験で初めて示したのは、ドイツのハンス・ブッシュで、一九二七年のことだ。一九三一年、ベルリン工科大学のマックス・クノールとエルンスト・ルスカによって電子顕微鏡が世界で初めて実用化された。

さらにいえば、現在では、小型の細菌よりも大きなウイルスも見つかっている。それによってウイルスの最大サイズは、天然痘ウイルスの三〇〇ナノメートル程度だろうと考えられていた二〇世紀後半までの常識は覆された。

結晶化された病原体が依然として、感染性を有していることも明らかになった。この報告は生物学界に大きな衝撃を与えた。化学物質のように結晶化できる生物の存在とは何か。それがいまでいう「ウイルス」ということになる。

人類にとってのウイルス

ウイルスは、歴史的に病原体として研究が始まったことに一つの不幸があった。そのために、すべてのウイルスは病気を起こすという誤解も生まれた。だが、現在の知見でいえば、病気を起こすウイルスは、ウイルス全体の一パーセントもない。その一〇分の一、一〇〇分の一にも満たないとも考えられている。

大半のウイルスは、ヒトと共存あるいは共生している。ある種の内在性ウイルスは、そのウイルスが由来する外来性ウイルス感染症に対し保護的に働いているという報告もある。内在性ウイルスとは、過去に感染したウイルスが宿主に組み込まれた、その断片をいう。

さらに近年の研究では、ウイルスが哺乳動物において胎児を保護する役割を果たす可能性が強く示唆されている。有性生殖（受精により子孫を残していくこと）の場合、胎児組成の半分は父親に由来する。これは、母親の免疫系にとっては異質な外来物で拒絶の対象となる。それでもなぜ、胎児が拒絶されず、母親の胎内で生きていけるのか、医学上の大きな謎であった。

近年の研究で明らかになりつつあるのは、拒絶反応を引き起こす母親の免疫細胞は、胎盤によって胎児の血管に入ることを阻止され、拒絶反応が回避されているということ。その胎盤形成に大きく関与しているのがウイルスだというのである。

宿主がヒトではないが、ある種のウイルスは、宿主の行動や宿主が寄生する相手の行動を操るかのように振る舞う。昆虫を主な宿主とするバキュロウイルスは、チョウやガの幼虫に感染する。感染した幼虫は高いところを目指し、木の枝の先で力尽きる。それを鳥類が捕食する。幼虫のそれら一連の行動は、ウイルスが自ら拡散するための戦略だ。

また、芋虫に寄生しハチの卵巣に感染するポリドナウイルスは、寄生バチが芋虫に卵を産み付けると同時に芋虫に侵入し、寄生バチの卵を芋虫の免疫から守るための働きをする。ウイルスが、芋虫のホルモンを攪乱し、寄生バチを守るのだといわれている。

それだけではない。海洋には膨大な量のウイルスが見つかってきており、そうしたウイルスの存在が、二酸化炭素の循環や雲の形成にも関わっているという研究成果もある。

ウイルスは、宿主がいなくては存在できないと書いた。したがって、最終的には、宿主との安定した関係を築くことがウイルスにとっても有利となる。そうした論理を敷衍《ふえん》すれば、ウイルスが宿主の環境安定性を高めるために貢献していたとしても不思議はない。

ウイルスは数十億年にわたって、あらゆる試行錯誤を通して、生態系のなかで複雑で強固なネットワークを構築してきた。それは地球上のすべての生命を支える基本構造の一つともなっている。

さらに、最新の分子工学技術であるゲノム編集を可能にするクリスパー・キャスの機構にもウイルスは関与する。クリスパー・キャスを用いれば、高い効率で遺伝子編集ができる。一方でこの機構は、真正細菌（大腸菌や藍藻などの一般的な細菌）の四割、古細菌（高熱や高塩濃度下など特殊な環境で生育する細菌）の九割が有している。ウイルス侵入に対して、細菌がウイルス遺伝子を自らの遺伝子内に取り込んで記憶。同じウイルスが再侵入したときに、直ちにその遺伝子を切断しウイルス感染から自らを守るために、自然が本来的に有していた機構である。それがいま、最先端の技術としてゲノム編集に応用され、私たちの生活を変える。

しかしこれまでの人類史で、ウイルスは何回かのパンデミックを引き起こしてきた。それは、ウイルスと私たち人間のあり方に関して、幾つかの点で大きな示唆を与える。その例をまず、麻疹の流行に見ていきたい。それは、集団免疫や基本再生産数の概念についても、私たちに理解をもたらすものとなる。

一八四六年の麻疹流行

ノルウェー西岸とアイスランドに挟まれた、北緯約六二度の北大西洋上にあるフェロー諸島はデンマーク自治領で、総面積は、約一四〇〇平方キロメートル。佐渡島と淡路島を合わせたほどの面積に一八の火山性の島々が点在する。

現在の人口は五万人を少し超えるが、一八〇〇年代半ばの島民人口は七八〇〇人程度で、人々は、今も昔も、漁業を主な生業として暮らしている。

そのフェロー諸島で、一八四六年、麻疹が流行した。デンマーク政府は諸島へ医師の派遣を決めた。医師の名は、ピーター・ルドウィッヒ・パヌムといった。パヌム、二六歳の時のことである。

若いパヌムは、村々を訪ね住民に面接調査を行った。誰が村に麻疹を持ち込んだか、村に麻疹を持ち込んだ人間がどこで感染したか、持ち込まれた麻疹はどのように広がったか。パヌムは詳細な記録を残した。

記録によれば、一八四六年六月四日、一〇名の男たちが捕鯨船でフェロー諸島のベストマンハウンという村に立ち寄ったという。六月一八日には、咳や結膜炎の症状に引き続き、一〇名の男全員に麻疹特有の発疹が現れた。

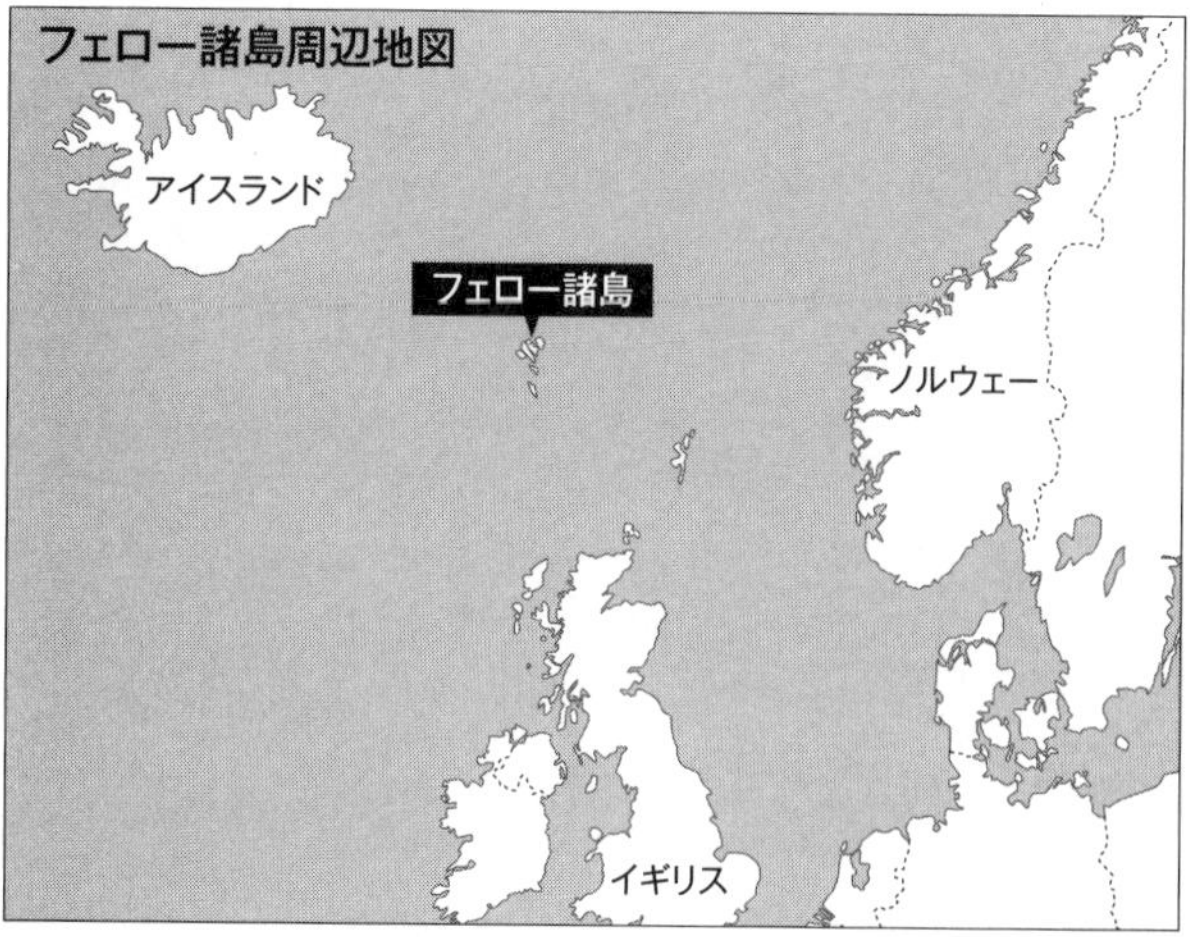

約二週間後、ベストマンハウン村住民の間に発疹が現れ、さらに二週間遅れて、最初の流行で感染を免れた何人かも麻疹を発症した。四二の村の調査を通して、パヌムは、暴露（ウイルスなどにさらされること）から症状が現れるまでの平均潜伏期間が一〇～一二日であること、発疹が現れる二日前には患者が感染性を有すること、隔離が流行防止に対して最終的に有効ではなかったこと、六五歳以上の人で麻疹を発症した人がいないことを明らかにした。

一八四六年以前のフェロー諸島で起こった最後の麻疹流行は、六五年前の一七八一年であったことも、住民への聞き取りから明らかになった。今回の流行では、死亡者数はそれほど多くはなかったが、前回の麻疹では多くの人が死亡したという。

一八四六年の流行では、約七八〇〇人の島嶼住民のうち六一〇〇人が感染した。報告書は、流行の翌年の一八四七年に公表された。

フェロー諸島の自然や風土についても、荒れた土地は真夏でも冷涼で、ストーブの火が欠かせない。風が強く、植生は草本が主体で、樹木はほとんどない。風が止むと静寂は深い。冬は雪が多く、単色のもの悲しげな風景は、心地よいデンマークの気候とはかなり異なるとパヌムは述べている。北極圏に近いフェロー諸島の自然が目に浮かぶ。北極圏とは、冬は冬至を中心に太陽が昇らない極夜となり、夏は夏至を中心に太陽が沈まない白夜となる地域をいう。北緯でいえば、六六度三三分以北を指す。

集団免疫

パヌムの報告書からは、潜伏期間や最終的に感染した人数、流行が収束した時期がわかる。一方、流行の途中経過はわからない。それでも報告書を基に、麻疹流行の再現を試みると、いくつかのことが明らかになる。

流行発生から三〇日経ったあたりで、感染者数はピークに達する。ピークに達した後は、感受性を有する人（免疫を持たない人）の割合が少なくなることによって、流行は緩やかになった。

報告書では、最終的には約六一〇〇人が感染したが、集団のなかで感染している人の割合は、流行のどの時期をとってみても一三パーセントを超えることはなかった。最終的に約六〇日（二カ月）で流行は収束した。最盛期には七八〇〇人のうち、一日で一七〇人が新規に感染した。二・二パーセントにあたる。

一方、これほど激しい流行にもかかわらず、約一七〇〇人は、最後まで感染を免れた。どうして一七〇〇人もの人が感染を免れることができたのだろうか。

約四〇〇人は、前回の麻疹の流行を経験した六五歳以上の人であった。この人たちは、前回の流行で、麻疹に対する免疫を獲得していた可能性が高い。パヌムの報告書にも、フェロー諸島で起こった最後の麻疹流行は六五年前の一七八一年で、六五歳以上の人で麻疹を発症した人がいないと書かれている。

一方で、残りの約一三〇〇名は、最後まで感染を免れた。割合にすれば、約一七パーセントとなる。

これが集団免疫である。

パヌムの報告書は疫学的にも興味深い。第一に、約八三パーセントが感染したところで、麻疹の流行は収束したことである。一〇〇パーセントではなかったというところがまず不思議である。そして第二に、外界から隔離されたこの小さな諸島では、ウイルスは諸島外に次の宿主を見つけることができず、数カ月で絶滅してしまうということ。

後に、計算機を用いた研究によって、麻疹のように感染力の高いウイルスが、社会に定着するには、数十万人規模の人口が必要になることが明らかになる。この規模の人口を人類が持てるようになるには、農耕や定住といった社会革命を背景にした文明の興隆が必要だった。逆に言えば、そうした文明が勃興する以前のヒト社会には、こうした感染率の高い急性感染症は存在しなかった可能性が高いことを、パヌムの報告書は教えてくれる。

集団免疫ということでいえば、一九世紀のイギリスで天然痘が流行った際にも、酷い流行にもかかわらず、感染を免れた人たちがいた。当時、最も多くの支持を得た仮説は、天然痘ウイルスが人から人へ感染していくにしたがって、感染性が低下したというものであった。全員が感染する前に流行が収束する理由として、この仮説はもっともらしいものだった。

しかしフェロー諸島でも見られたように、流行が収束していく理由として、感染性が低下する必要はない。流行の進展とともに、感染性を有する人が接触をした人のうち感受性を有する人の割合が低下すれば、感染流行は収束に向かう。

報告書の結果を逆に読めば、島民、すなわち、島嶼という空間に居住している集団の約八三パーセントの人が免疫を獲得していれば、最初から麻疹の流行は起こらないということにもなる。すなわち最後まで感染しなかった約一三〇〇人は、すでに感染した人々によって守られたともいえるのである。

基本再生産数と実効再生産数

麻疹の場合、基本再生産数は、現在の日本では約一三（一二〜一八）と推計されている。基本再生産数とは、一人の感染者が完全に感受性を有する人口集団（逆に言えば、誰一人として免疫を持たない状態）に持ち込まれた場合、その一人が平均して何人に感染させるかという人数を示す。一よりも大きければ、集団あるいは、社会でその感染症は流行する。麻疹の基本再生産数が一三ということは、麻疹に感染した人、一人が、誰も免疫を持たない集団に持ち込まれた場合、平均で一三人に麻疹ウイルスを感染させることを意味する。ちなみに、天然痘の基本再生産数は約五、スペイン風邪のそれは約二・五だったと推測されている。

一方で、実効再生産数と呼ばれるものがある。

例えば、ある感染症が、感染後に完全に免疫を付与するとして（そうでない感染症もあるが、ここでは免疫ができると仮定する）、流行が進行していくと、進行とともに、感受性者

（免疫を持たない人）の数は減少していき、集団のなかで免疫を有する人の割合は増加していく。つまり、現実の再生産数は、感染症の流行が進行するにしたがって（すなわち時間経過とともに）、低下していく。この値を実効再生産数と呼ぶ。

基本再生産数の概念はやや抽象的かもしれない。それを計算するには、まず、感染者を集団に持ち込み、二次的に感染する人の数を数える。次に、感染した人を集団から取り除き、集団を完全に感受性を有する状態に戻したのち、感染者を再び集団に持ち込み、二次的に感染する人の数を数える。次いで、感染した人を集団から再度取り除き、集団を完全に感受性がある状態に戻したのち、感染者を再び集団に持ち込み……。

このように基本再生産数の概念はかなり机上のものであるが、実際には、最初の感染者が集団に持ち込まれたとき、免疫を有する人の割合が無視できるほど小さければ、二次感染者の数を数えることで基本再生産数は推定できる。

新しい感染症が集団に持ち込まれた場合、その感染症が拡大に向かっているのか、収束に向かっているのかは、この実効再生産数を用いて推定できる。繰り返しになるが、実効再生産数は免疫を獲得した人の割合（したがって時間）によって変化する。

実効再生産数（R_t）＞1→流行は拡大する

実効再生産数（R_t）＝1→流行は拡大も収束もせず、地域的に流行し続ける
実効再生産数（R_t）＜1→流行は収束する

この意味は、実効再生産数が一未満であれば、二次感染を起こす人の数は平均で一人未満になるということであり、流行は収束する。一方でこの実効再生産数が一より大であればどうだろう。平均の二次感染者数は、一より多くなり、流行は拡大していくことになる。この単純な事実が、感染症対策の基本は、実効再生産数を一未満にすることであるという重要な原則を私たちに教えてくれる。

この重要な原則は、天然痘であれポリオであれ、エイズであれ、エボラであれ、新型コロナ感染症であれ、変わることはない。繰り返しになるが、この実効再生産数を一未満にするために必要な免疫獲得者の割合が、集団免疫と呼ばれる。免疫は、自然感染かワクチンによって獲得される。

フェロー諸島の麻疹にこれを当てはめてみる。麻疹の基本再生産数が一三であるとすれば、一三人中一二人より多くの人が免疫を獲得していれば、実効再生産数は一未満となる。人数でいえば、七八〇〇人のうち七二〇〇人となり、それより多くの人が免疫を獲得していれば、流行は収束する。

フェロー諸島では、一七八一年に流行が起こって以来、一八四六年までの六五年間、麻疹の大規模な流行はなかった。その間、一度も麻疹が持ち込まれなかったわけではなかろうが、それが流行を引き起こすことはなかった。こうした事実は、感染症流行に対する新しい見方を教えてくれる。

集団免疫の基礎的数式

感染が広がると、免疫を獲得する人の割合が増加する。どのくらいの割合の人が免疫を獲得すれば感染症の流行を抑えることができるか。もう少し考えてみたい。

例えば、麻疹の基本再生産数（R_0）は約一三である。誰一人免疫を持たない段階では、最初の感染者は一三人に麻疹を感染させる。集団の五〇パーセントが免疫を獲得すれば、二人のうち一人が感染を免れる。二次感染者数は平均で半数の六・五人となる。九〇パーセントの人が免疫を獲得すれば、二次感染者数は平均で一・三人となる。

ここまでの話は、以下の数式で表される。集団免疫に関する基礎的数式になる。

$$R_0 - P \times R_0 = (1 - P) R_0 < 1$$

$$1 - P < \frac{1}{R_0}$$

$$P > 1 - \frac{1}{R_0}$$

（R_0は基本再生産数。Ｐは集団内で免疫を獲得した人の割合）

感染症の流行を防ぐためには、集団の１−（１／R_0）より多くが免疫を獲得すればよい。ただしそれは必ずしも、すべての二次感染が予防できることを意味しない。一〇〇パーセントが免疫を獲得していない限り、集団の免疫獲得率がどれほど高くても、二次感染、場合によって三次感染は起こり得る。ここで述べていることは、集団の１−（１／R_0）より多くが免疫を獲得すれば、たとえ小規模な感染が起きたとしても、そうした流行はすぐに収束するということなのである。

麻疹を上記の式に当てはめると、

$$1-\left(\frac{1}{R_0}\right)$$

$$1-\left(\frac{1}{13}\right)\fallingdotseq 0.92$$

となる。

麻疹の場合、集団の九三パーセント以上が免疫を獲得すれば、初めから流行は起こらない。あるいは数例の感染は起こったとしても、流行はすぐに収束する。

基本再生産数が高いほど、集団免疫を獲得するために必要な免疫保有者割合も高くなる。こうした考えは、机上の話という気がするかもしれないが、世界保健機関が推進した天然痘の根絶計画の基礎ともなった。

さらにいえば、集団が少しでも免疫を有することは、実効再生産数を低下させる。それは、人々が社会的距離をとることと同じ効果をもたらす。

疫学的には、もう一つ重要なことがある。ある集団内に異なる性格の小集団が存在し、小集団間で基本再生産数が異なる場合、平均としての基本再生産数を取り上げることには意味がないということである。それを考慮すれば、現実社会で必要とされる集団免疫の割合は、基本再生産数から導かれるものよりも通常は低くなる。

「二度なし現象」

一九世紀後半に、フランスのルイ・パスツールやドイツのロベルト・コッホらによって、感染症を引き起こす病原体が次々と同定された。同時にその時期から、「二度なし現象」が科学的に研究されるようにもなった。「二度なし現象」とは、一度感染したものに二度は感染しないという現象で、一度麻疹に感染した人は二度麻疹に感染しない現象を指す。現在でいうところの獲得免疫で説明できる。

この「二度なし現象」——。免疫の概念などない時代にも、人々は経験的にこの現象の存在を知っていた。

最初の記述は、トゥキュディデスの『戦記』に現れるという。紀元前五世紀、ギリシャとカルタゴが戦争をする。そのなかにシチリア島の攻防があった。二度にわたる攻防は、一度目が、ペストの発生によるカルタゴ軍の撤退で終わり、二度目がその八年後に起こる。この時の攻防戦では、ギリシャ側シチリア防衛軍が八年前のペストを生き延びた人々で構成されていた一方で、攻撃をするカルタゴ軍は、八年前とは異なる新たな編制で臨んでいた。そこに、再びペストが流行する。防衛軍にペストの被害が僅少であったのに対し、カルタゴ軍は大きな被害を出す。この歴史的事実が、二〇〇〇年以上の歳月を経て、一九世紀末に、フランスの生化学者ルイ・パスツールによって「二度なし現象」として再発見される。

それによって、すべての人が感染すれば、流行は収束すると理解された。それは逆に言えば、感染症が収束するには、集団のすべての人が免疫を獲得する必要があるとの理解にもなった。しかし現代感染症疫学が示す集団免疫の概念は、そうした見方が、実は誤解に基づくものであることを教えてくれる。全員が免疫を持たなくても、流行は収束する。あるいは収束させることはできるという極めて重要な事実を、である。

集団免疫と天然痘根絶計画

一九八〇年五月八日、世界保健機関は、天然痘根絶を宣言した。

天然痘の正確な起源は不明であるが、紀元前一一〇〇年代に没した古代エジプト第二〇王朝ラムセス五世のミイラには、その痕跡が認められるという。以降、天然痘は歴史のなかで幾度も流行を繰り返した。西暦一六五年にローマ帝国を襲った「アントニヌスの疫病」は一五年間に三五〇万人以上の犠牲者を出した。紀元三世紀に同じくローマ帝国で流行した「キプリアヌスの疫病」は、一日に五〇〇〇人もの死者を出した。終末思想が広がったことや信者たちが感染者を献身的に看病したこともあり、キリスト教が広がる契機ともなった。

その天然痘に対し、当時のソビエト連邦の科学者が、一九五八年の世界保健機関総会で根絶計画を提案し可決された。当初、世界全人口に対しての種痘《しゅとう》が計画されたが、その計画は医療資源が乏しく、制度の整っていないアフリカやインドでは、実施困難であることが次第に明らかになっていく。頓挫が予想された計画を成功に導いたのは、全員にワクチンを接種しなくても根絶は可能であるという「集団免疫」の概念の導入と、患者発見とその接触者を対象としたワクチン接種という、現在でいうところのクラスター対策であった。その結果、一九七七年、ソマリア人青年アリ・マオ・マーランを最後の患者に、天然痘は地球上から姿を消し、その三年後、根絶が宣言されることになる。

集団免疫こそ、天然痘の根絶を成功に導いた理論的支柱だったのである。

ちなみに、最後の天然痘患者であったマーランは、その後、三六年を生き、二〇一三年七月二二日に死亡した。享年五九であった。

新型コロナウイルスと集団免疫

基本再生産数、実効再生産数、集団免疫を新型コロナウイルス感染症に応用すればどのような結果になるだろうか。新型コロナウイルスの基本再生産数は世界保健機関によれば、暫定的に一・四から二・五程度であるという。仮に基本再生産数が、二であったとしてみよう。集団免疫を獲得するために必要な集団中の免疫獲得者の割合は、基本再生産数が二の場合のそれは五〇パーセント。二・五であれば、六〇パーセントとなる。これが、自然感染かワクチンによって達成できれば、実効再生産数は一未満となり、仮にその集団に新たな感染者が持ち込まれたとしても、大きな流行は起こらない。

人口の六〜七割が感染するか、ワクチン接種によって免疫を獲得すれば流行は収束する。逆に言えば、人口の六〜七割が免疫を獲得するまで、流行は収束しないという理論的帰結の根拠となる。

一方で、最新の研究は、集団の三〜四割が免疫を獲得すれば、集団免疫として働くという結果を示す。集団の行動が一様でないというのが、その理由だという。若者と高齢者では、行動範囲も頻度も異なる。

何が基本再生産数を規定するか

一人の感染者が完全に感受性を有する人口集団に持ち込まれた場合、その一人が何人に感染させるかを示す基本再生産数は、感染症流行を記載する際に威力を発揮する。では、その基本再生産数を規定しているものは何か。

基本再生産数（R_0）は、以下の式で与えられる。

$$R_0 = \beta \times \kappa \times D$$

βは、一回の接触あたりの感染確率。κは、単位時間（例えば、一ヵ月や一年）あたりの接触頻度。Dは、感染期間（κと同じ時間単位を用いる）を表す。

一回の接触あたりの感染確率（β）は、病原体によっても異なるし、また、接触の種類によっても異なる。HIV感染では、握手での感染確率（β）はゼロだが、性交渉でのそれは、〇・〇一から〇・一の間の値をとる。非常に濃厚な接触となる輸血では一、すなわち一〇〇パーセントに近くなる。

新型コロナウイルス感染症を例に考えれば、一〇メートル離れた距離での糸電話を用いた会話での一回の接触あたりの感染確率は限りなくゼロに近くなるが、満員電車やライブハウス、カラオケなどでの接触では、その値は高くなる。HIV感染におけるコンドーム使用や新型コロナウイルス感染症に対する手洗いなどは、一回の接触あたりの感染確率を低下させることを目的とする。その意味では、マスクの使用も、一回の接触あたりの感染確率を標的とした感染症対策となる（もちろんマスク使用は、接触頻度の低下という意味合いも持つ）。

一方、単位時間あたりの接触頻度（κ）は、感染経路によって異なる。性感染症の場合、接触頻度は単位時間あたりの新たに獲得した性的パートナーの数となるだろうし、飛沫感染する新型コロナウイルスのような場合、例えば、飛沫の届く範囲を通り過ぎた一日あたりの人数といったものとなる。一般的に、検疫や隔離、休校、在宅勤務といった公衆衛生学的対策の多くは、単位時間あたりの接触頻度（κ）を低下させることを目的とした対策であることが多い。

感染期間（D）は、病原体によってほぼ決まった値をとる。抗生物質や抗ウイルス薬などを用いることによって、感染期間の短縮が可能なこともある。一方で、急性胃腸炎を発症するサルモネラ感染などは、抗生物質を用いて治療をしたとしても、感染期間は変わらない。

長々と述べてきたが、右記の基本再生産数を表す式は、実は極めて単純な事実を述べているに過ぎない。病原体の感染性が高いほど、感染者が多くの人と接触するほど、また、感染期間が長いほど、基本再生産数（R_0）は高くなり、感染は拡大する。しかしこの単純な事実こそが「感染症疫学の真髄」を表しているのである。

例えば、基本再生産数（R_0）が二・五の飛沫感染する感染症（一つの例として考えれば、新型コロナ感染症のような感染症となる）があったとしよう。基本再生産数は、一より大きい。したがって、この感染症は集団で、あるいは社会で流行する。そのとき、外出自粛やテレワーク、時差出勤などで、人と人との接触を八割減らしたとしよう。ここでは話を単純化するために、それで接触頻度（κ）も八割減少、すなわち二割になったとすれば、実効再生産数（R_t）は、基本再生産数が二・五として、〇・五となり、流行は収束の方向へと向かう。そうした単純な事実を、である。

流行時の推定

一方で基本再生産数（R_0）は、流行が拡大する速度に関しては何も語らない。これは、第一次感染者が感染性を有する期間に何人の第二次感染者を出すかという数字に過ぎない。感染期間が長ければ、流行は緩やかであったとしても、その数字は大きくなる。

近年の感染症疫学は、世代時間が推定できれば、基本再生産数（R_0）は新規感染者数を示す流行曲線から計算できるということを教えてくれる。世代時間とは、第一次感染者が感染した時点から第二次感染者の感染時点までの時間である。しかし発症した時点の特定も困難だが、感染時点の特定は通常、さらに困難であるため、実際の疫学調査ではそれを計算することは容易ではない。一種の理論上の概念となっている。

ただし、考え方でいえば、平均世代時間を計算し、これを流行初期における倍加時間（感染者が二倍になる時間）と比較する。実際には、この計算には、幾つかの推定とモデルを必要とするが、計算は単純である。

新規感染者の倍加時間が一〇日だとして、平均世代時間が一〇日であれば、基本再生産数（R_0）は、「二」となる。世代時間が短く、倍化時間が長ければ、基本再生産数（R_0）は低くなる。逆であれば高くなる。

ありふれた感染症

一八七五年に、フィジー諸島で麻疹が流行した。この麻疹流行は、フィジー王室のオーストラリアへの公式訪問がきっかけだった。公式訪問に出掛けた王ザコンバウとその息子たちが、シドニーで麻疹に感染したのだ。にもかかわらず、一行を乗せた英国軍艦は航海を続けた。患者発生を知らせる黄色い信号旗を掲げることもなく、また、検疫のための沖合停泊も行うこともなく。

公式訪問から帰国した王やその息子を祝うため、各地の首長が一〇〇を超える島々から首都レブカのあるオバラウ島へと集まってきた。続く一〇日間、毎日歓迎の宴が開催され

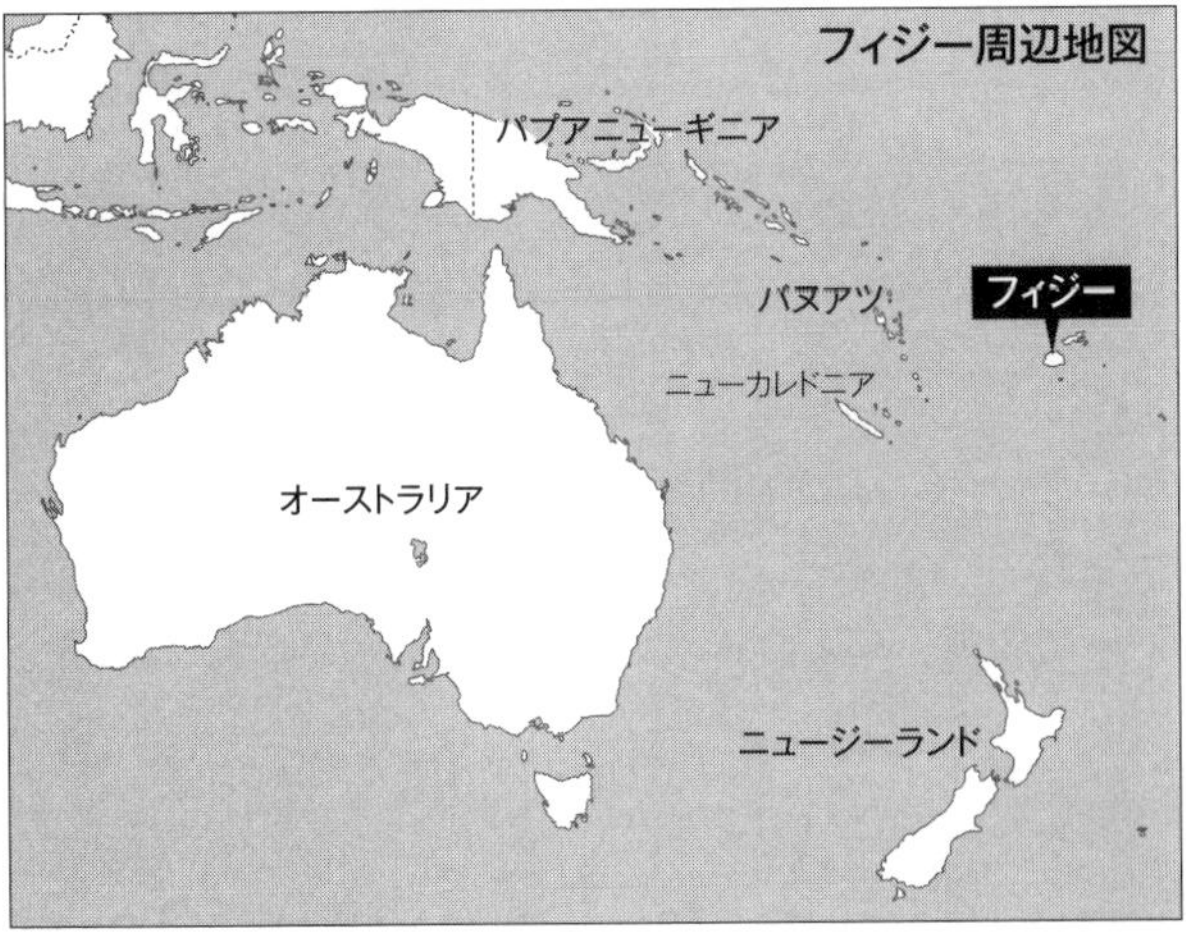

た。祝宴が終わり、首長たちがそれぞれの島へ帰ったとき、麻疹は一気に総面積一万八〇〇〇平方キロメートルを超えるフィジー諸島全域に広がった。三カ月の間に、全人口約一五万人のうち四万人が死亡した。死亡率は二五パーセントを超えた。大人も子供も同じように影響を受けた。凄まじい猛威は、フィジー諸島が麻疹の「処女地」であったために起きた。この時の麻疹流行は「太平洋の歴史のなかでも最大の悲劇の一つ」として記録されている。

麻疹が、最後まで疫病として流行したのは、北極圏の島々であった。アイスランドでは、一八四六年、一八八二年、一九〇四年と、二〇年ないし三〇年の周期で、麻疹の流行が起こった。一九〇四年の流行は、四月、ノルウェーの捕鯨漁師によってもたらされた。流行は、都会から離れた村の教会でミサが開かれた後、全島に広がった。ミサに集まった人々が仲介者となった。

一九五一年にグリーンランドで起こった麻疹の流行は、処女地における最後の大規模なものだと考えられている。島南部に住む住人四二六二人のうち、感染を免れたのは、わずかに数十人だけだった。肺浮腫による心不全が最も重篤な合併症で、感染者の約二パーセントに見られたが、一人の例外を除いて、すべて三五歳以上の大人であった。脳炎を発症したものが六人、多くの人が肺炎や中耳炎を発症したが、最も頻度の高い合併症は鼻出血であった。

麻疹流行後、結核の新規患者の増加が記録として残されている。流行の一カ月前に、グリーンランド南部でレントゲン検査を受け、異常なしと診断された三五二人のうち、一九人が、流行の三カ月後の検査で肺浸潤を認め、一三人は喀痰検査でも結核菌陽性となった。因果関係はわからない。この年の死亡率は人口千対で一八人を数えた。

一九五一年の流行を最後に、人口動態に影響を与えるほど大規模な麻疹の流行は地球上からその姿を消した。航空機の発達などによって世界が小さくなり、地球に暮らすすべての人が、麻疹に対し、集団としての免疫を獲得したからだろう。

麻疹は、あらゆる感染症のなかのありふれた病気の一つになった。否、フェロー諸島での流行が記録された一九世紀半ばでさえ、麻疹はすでに多くの場所であらゆる感染症のなかの、ありふれた病気となっていた。むしろ、孤立した島嶼部における麻疹の疫病的流行が例外だったのである。

麻疹の人類史

麻疹は、人類初の文明が勃興する前後の時期に、イヌあるいはウシを宿主としていたウイルスが種を越えてヒトに感染し、適応進化した結果、ヒトの病気となった。ティグリス川とユーフラテス川に挟まれた肥沃な三日月地帯が、麻疹誕生の地と考えられている。理由の一つは、その地が麻疹の持続的な流行を可能にするに充分な人口を有したからだ。

麻疹の恒常的流行には、最低でも数十万人規模の人口が必要とされる。そうした人口規模を持つ社会は、農耕が始まり文明が勃興することによって初めて地上に出現する。以降、ヒトは都市を作り、産業を興し急速に人口を拡大させていったが、数百万年に及ぶ人類史のなかでいえば、これらは、極めて近い過去の出来事に過ぎない。

一方、島嶼における人口動態の様相はやや異なる。島嶼は通常、人口規模が小さく、多くの場合、少人数の住人が島々に分かれて暮らす。麻疹は、外部から持ち込まれることによって、何十年か毎の周期で疫病ともいえる大流行を起こす。ただし、流行は一時的である。フェロー諸島やフィジー諸島、アイスランドやグリーンランドといった辺境の孤立した島嶼部で起きた麻疹の流行は、まさに一時的流行の一つであった。

先史においては、島嶼以外の人類集団に対しても同じことが起こった。麻疹のような感染力の強い急性感染症が、ある時に持ち込まれ、流行するが、その集団の人口規模が小さいため、流行を維持することができない。結果、その感染症は消えていく。

その点、この時の麻疹ウイルスは、メソポタミアという人類初の文明揺籃《ようらん》の地に巡り合った。紀元前三〇〇〇年頃人類社会に定着した麻疹は、メソポタミアを常在地としながら周辺地域で突発的な流行を繰り返した。やがて世界各地で農耕が始まり、各地に一定規模の人口を有する社会が出現すると、そこが麻疹の新たな常在地となり、世界各地へ広がっていった。

メソポタミアの地に誕生した麻疹は二〇世紀半ば、ついに「処女地」をなくす。麻疹が地球の隅々にまで到達し定着するのに要した時間は、約五〇〇〇年。麻疹は、感染力の強い病気として知られているが、それでも処女地をなくすのに五〇〇〇年を要した。麻疹は長い時間をかけて、あらゆる感染症のなかのありふれた病気の一つになった。

麻疹のウイルスとしての生物学的特性が、これほどの時間を必要としたわけではない。むしろ人間社会の変化が、ついに麻疹に処女地を失わせ、ありふれた病気の一つに押しやったというほうが正しい。大量輸送を含む交通手段の発達や、世界全体が一つの分業体制に組み込まれていく近代世界システムへの移行が、麻疹流行の様相を変えた。

疫病的流行をするほど、長く麻疹の流入から隔絶される社会は地球上にもはや存在しない。こうした事実は、新型コロナウイルス感染症を考える上でも示唆的である。

「小児」の病気

現代社会では麻疹は「小児の疾病」として知られている。麻疹だけではない。おたふく風邪や風疹、水痘といった感染性が強い感染症の多くは小児の疾病である。

しかし、こうした感染症が小児に対して特に高い感染性を有することを意味するわけではない。免疫がなければ、これらの感染症は、成人に対しても高い感染性を示す。そうした例を私たちは辺境の地における麻疹流行で見た。

島民の四分の一が死亡したフィジー諸島の麻疹流行では、成人のほうが、感染率も死亡率も高率であった。ただ現代社会のように、成人の多くが免疫を持つ社会では、子供たちが唯一の感受性者となる。そのため、これらの病気が小児の疾病のように見える。

社会が変化していけば、小児の感染症が、そうでなくなることもある。先進国では、かつてポリオや水痘にそうした傾向が見られた。衛生環境が向上し、家族が以前のように密集して暮らさなくなった社会では、小児期における病原体への暴露機会は少なくなる。子供たちは小児期の感染から逃れ、結果として思春期や成人での発症が多くなる。

通常ワクチン接種は、平均感染年齢を上昇させる効果がある。集団がワクチンを接種し、免疫を有する人口割合が増加すれば、小児期における暴露頻度が低下する。その結果、古典的な「小児の疾病」が小児期に発症することは少なくなるのである。

平均感染年齢

平均感染年齢について、もう少し詳しく見ていきたい。感染力の強さと平均感染年齢の間には、一般的に以下の近似式が成立する。

$$R_0 = 1 + \frac{L}{A}$$

R_0は、基本再生産数、Lは平均寿命、Aは平均感染年齢を表す。式は以下のように変形できる。

$$A = \frac{L}{R_0 - 1}$$

日本における麻疹の基本再生産数（R_0）は一三程度である。平均寿命が八〇歳とすれば、平均の感染年齢は六歳となる。私たちが肌で感じていた麻疹の平均的感染年齢に近い。

またこの式は、平均寿命が同じ社会では、感染力が強い（R_0が大きい）ほど、感染が低年齢化することを示している。感染力が強ければ、感受性を有する新規参入者は、社会に参入したと同時に感染する可能性が高くなる一方、感染力が弱ければ、暴露頻度は低くなり、感染年齢は上昇する。

大きな悲劇、小さな悲劇

前述のパヌムの報告書は、調査当時（一九世紀半ば）のフェロー諸島の小児について、故国デンマークより死亡率が低いと述べている。一〇〇〇人あたりの一〇歳未満児死亡者数は、デンマークが約三六〇人であるのに対し、フェロー諸島は約二六〇人であった。その結果、フェロー諸島の人々の平均寿命は約四五歳と、同じ時期のヨーロッパ諸国の平均寿命と比較しても高い。当時、ロシアのそれは約二一歳、ドイツは三〇歳、スイスは三五歳、フランス、デンマーク、ベルギーは三六歳、イギリスが約三九歳だった。

その理由として、パヌムは、フェロー諸島で、少なくとも一八三五年から四五年にかけて天然痘や麻疹、百日咳、猩紅熱《しょうこうねつ》といった急性感染症の流行が見られなかったことを挙げている。百日咳は、グラム陰性桿菌である百日咳菌による急性呼吸器感染症で痙攣性の咳発作を特徴とする。現在でも開発途上国の小児を中心に毎年二〇万～四〇万人が死亡している。猩紅熱は、飛沫感染する発疹性の感染症で二歳から一〇歳の小児に多く発症する。中耳炎や腎炎、リューマチ熱などを合併することがあり、抗生物質が開発されるまでは非常に恐れられた病気だった。フェロー諸島で天然痘が最後に流行したのは一七〇五年。その時は天然痘のためにフェロー諸島のある村が全滅したと言い伝えられている。

急性感染症が「小児の疾病」となった社会では、小児の命が毎年犠牲となり、小児の死亡率が高くなる。一方、未だ「小児の疾病」となっていない社会では、何十年かの間隔を置いて流行する急性感染症が、小児だけではなく成人を含めた社会全体に破壊的な影響を与える。影響を受けた社会は、何十年といった時間をかけて社会を再生する。しかしそれが新たな悲劇の幕開けを準備する。人類社会の歴史を振り返ると、そうした「大きな悲劇」に歯止めをかけたのが、急性感染症の「小児疾病化」であった。しかし、それは毎年の「小さな悲劇」を生み出した。

社会を破綻させる大きな悲劇を避けながら、小さな悲劇を最小化するためにできることは何か。私たちは、それを歴史に学ぶ必要がある。ただ、病原体を根絶することでは、それは達成できない。病原体の根絶は、マグマを溜め込んだ地殻が、静かに次に起こる爆発の瞬間を待つように、将来の大惨事（大きな悲劇）を引き起こす役割を果たすに過ぎない。これは、二〇一九年末から二〇年にかけて流行した新型コロナウイルス感染症に対しても当てはまる。

病原体との共生が必要だと思う。たとえそれが、私たち人類にとって決して心地よいものでないとしても。

第2章　新たなウイルスの出現と生態系の破壊

人口増加と疫学的転換点

いまから一万一〇〇〇年ほど前、紀元前九〇〇〇年頃のことだ。その一歩は、ティグリス川とユーフラテス川に挟まれたメソポタミアの地に刻まれた。農耕と家畜化が世界最古の文明に属するメソポタミア文明の勃興につながった。現在のイラクにあたる。

人類にとって農耕の開始は、それまでの社会のあり方を根本から変えた。

第一に、単位面積あたりの食物収穫量の増大を通して、土地の人口支持力を高めた。結果、人口は増加した。第二に、農耕は定住という新たな生活様式を生み出した。定住は、出産間隔の短縮を通して、さらなる人口増加に寄与した。狩猟採集社会における出産間隔が、平均で四~五年であったのに対し、農耕定住社会における出産間隔は、平均二年と半減した。移動の必要がなくなり、育児に労働力を割けるようになったからである。

ちなみに樹上を主たる生活場所とする他の霊長類を見てみれば、チンパンジーの平均出産間隔は約五年、オランウータンのそれは約七年となっている。オランウータンの出産間隔は霊長類のなかで一番長い。

ちなみに、国連経済社会局人口部の将来推計によれば、世界人口は、二〇五〇年に九七億人となり、二一〇〇年に一一〇億人でピークに達する。問題はその後で、これまでの人口増加と同じ速度で人口が減っていく逆転現象が起こる可能性がある。国連はこれまでも人口将来予測を下方修正してきた。一人の女性が一生涯に出産する子供の数の減少がその理由である。それは、先進国だけでなく、新興国や開発途上国でも見られる。構造的課題として私たちに迫っている。

飢餓や戦争で一時的に人口が減少することはこれまでにもあった。しかし何十万年にわたって増え続けた人口が、出産数低下を要因に世界規模で初めて減少する時、何が起こるのか。これまでの社会システムが根本的な転換を迫られるだろう。もちろん、構造的要因による人口減少が、女性の社会進出や自らの意思による望む数の子供を持った結果だとすれば、それは社会全体で受容していくべき事柄であることは間違いないことではあるのだが……。

有史以前の人口は、土地の人口支持力から逆算することによって推定される。ある計算によれば、前期旧石器時代（約一五〇万年前）の狩猟採集民一人の生存に必要な土地の広さは、およそ二六平方キロメートル（東京ドーム約五五個分）だったという。単純に計算する

地球人口推移

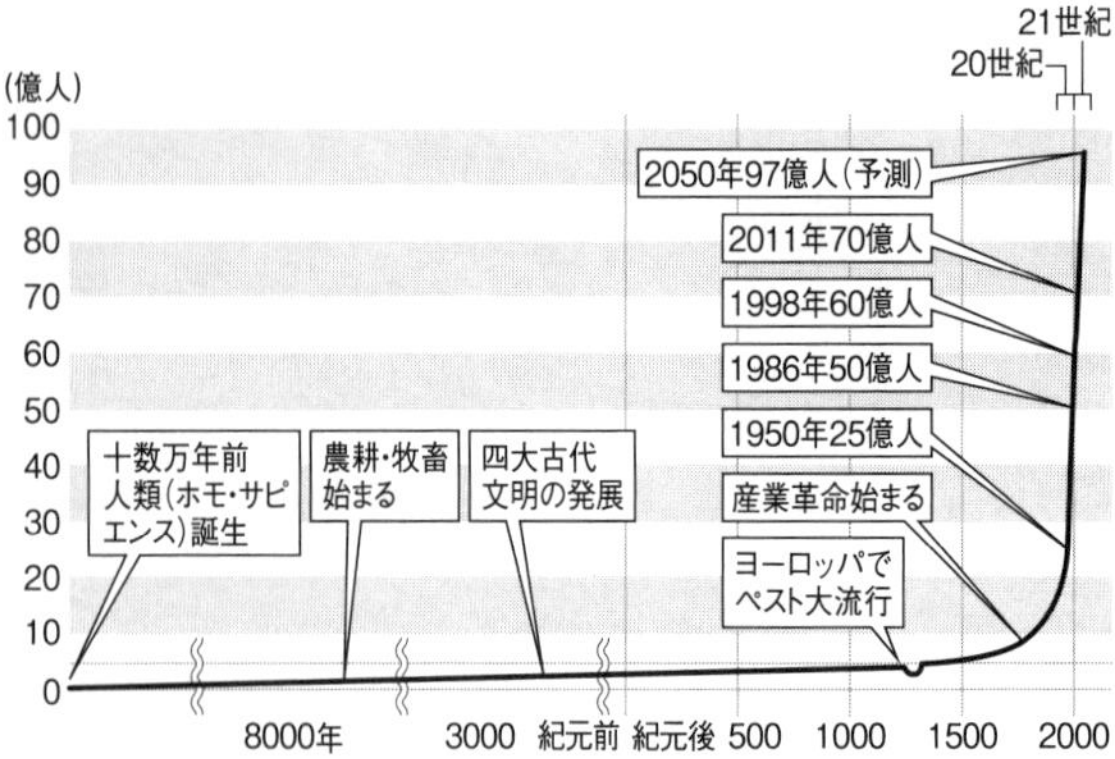

出典:国連人口基金東京事務所ホームページ

と一平方キロメートルあたりの人口支持力は、〇・〇三八人(東京ドーム一個で約〇・〇二人)だったことになる。

後期旧石器時代(約五万年前)に入る頃には、それが〇・一人にまで上昇し、新人類が出アフリカを果たした当時(五万~七万年程前)の人口は数十万から一〇〇万人程度となった。そのうちの数百人、多くても二〇〇〇人程度がアフリカの外に出て世界に広がっていった。

そうして広がっていった人口は、農耕が開始された一万一〇〇〇年前頃には五〇〇万人となり、紀元前五〇〇年頃に一億人を突破、紀元前後に約三億人となった。農耕開始後、地球人口は一万年で二〇倍に、その後二〇〇〇年でさらに二〇倍に増加した。

ところで、農耕を発見した時、人類は、狩猟採集より高い食物収量を保障する革新的技術として、その発見に飛びついたのだろうか。実際の状況はそれほど単純ではなかったと思う。春に植えた種は秋に収穫される。しかし、春から秋にかけて起こることを正確に予測することはできない。それがそれまでに人類が経験したことのない、農耕という試みだとすれば尚更である。洪水が起こることもあるだろう。旱魃《かんばつ》が襲うこともあるだろう。作物が病気にやられることもあるだろう。あるいはイナゴの大群が来襲するかもしれない。

農耕は、狩猟採集と比較しても、特にその初期において決して期待収益性の高いものではなかった。さらに、農耕は狩猟採集より長時間労働を必要とする。農耕は、狩猟採集の傍らで細々と開始されたに違いない。農耕が開始された後でさえ人々は狩猟や採集を続けた。その時点で、人類が農耕の潜在的可能性を完全に理解していたとは考えにくいからである。しかし結果として見れば、それが、その後の人類史を大きく変えていくことになったのである。

野生動物の家畜化

農耕や定住が始まったのとほぼ同じ頃、同じ場所で起こった出来事に、野生動物の家畜化がある。

野生動物の家畜化は、いくつかの点で人間社会を変えた。第一に、家畜の糞は質のよい肥料になった。第二に、牛や馬といった家畜が耕作可能面積を広げた。例えば、ロッキー山脈東側北米大平原に暮らす先住民は、長く川沿いの谷間でのみ農業を行ってきた。それは、谷の土地が柔らかく人力で耕せたからに他ならない。硬土に覆われたこの台地で耕作が可能になったのは、一九世紀にヨーロッパから家畜と鋤技術が伝来してからのこととなる。第三に、家畜は余剰作物の貯蔵庫として機能した。作物が余れば餌とし、飢饉の際には食糧となった。決定的な解決策ではなかったが、ぎりぎりのところでは、家畜の存在が生存の成否を決めることがあったに違いない。野生動物の家畜化は、そうした影響を通して人口増加に寄与した。

農耕開始以降、あるいはそれ以前から、狩猟採集は報酬の少ない労働となっていた。乱獲による自然資源の減少が、人類を農耕や野生動物の家畜化へと向かわせたという説がある。例として、イースター島が知られている。

ポリネシア三角（ハワイ、ニュージーランド、イースター島を結んだ三角形）の東端に位置するイースター島は、チリの首都サンティアゴから西へ三七〇〇キロメートル、タヒチから東へ四〇〇〇キロメートルに位置する。全周六〇キロメートル、面積一六〇平方キロ余り、現地語で「ラパ・ヌイ＝広い土地」という。周囲に島らしい島はない。太平洋上の孤

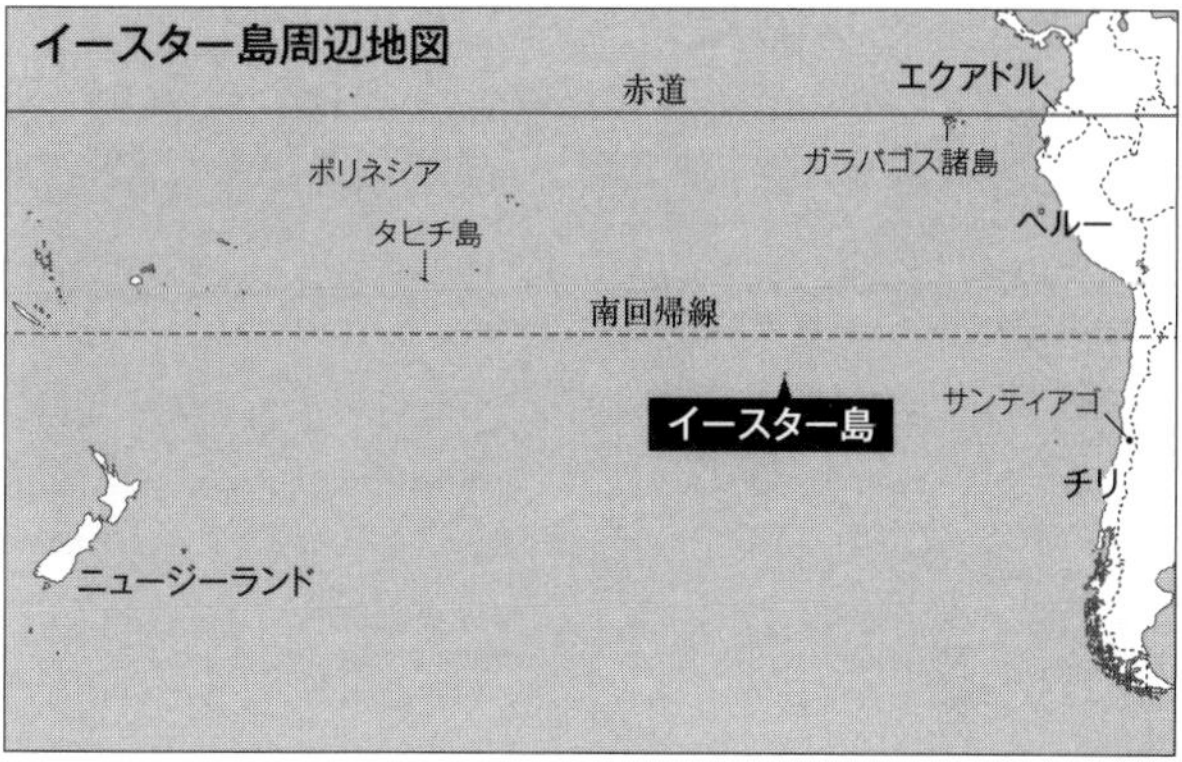

島である。最も近い島からでも四一五キロメートル、人の住む直近の島からは二〇〇〇キロメートルもの距離がある。

西暦五〇〇年頃、人類は、家禽であるニワトリとともに、この島へ到達した。太平洋の横断には木彫りの船が使用された。イースター島は当時、巨大椰子が茂る緑豊かな島だった。西暦七、八世紀頃には、祭壇が作られるようになり、遅くとも一〇世紀には石造りのモアイ像が制作され始めた。それは一七世紀頃まで続いた。

しかし、モアイ作りは突然終わりを告げる。過度の森林伐採による環境破壊が原因だった。森を失った島からは、大量の表土が流出した。土地は痩せ、海は汚れた。食糧不足は深刻なものとなっていった。

住民がニワトリを主要な食糧源とし始めたのはその頃からだ。野鳥や小型鯨が食糧として確保できて

更新世末期から完新世における気温の変化

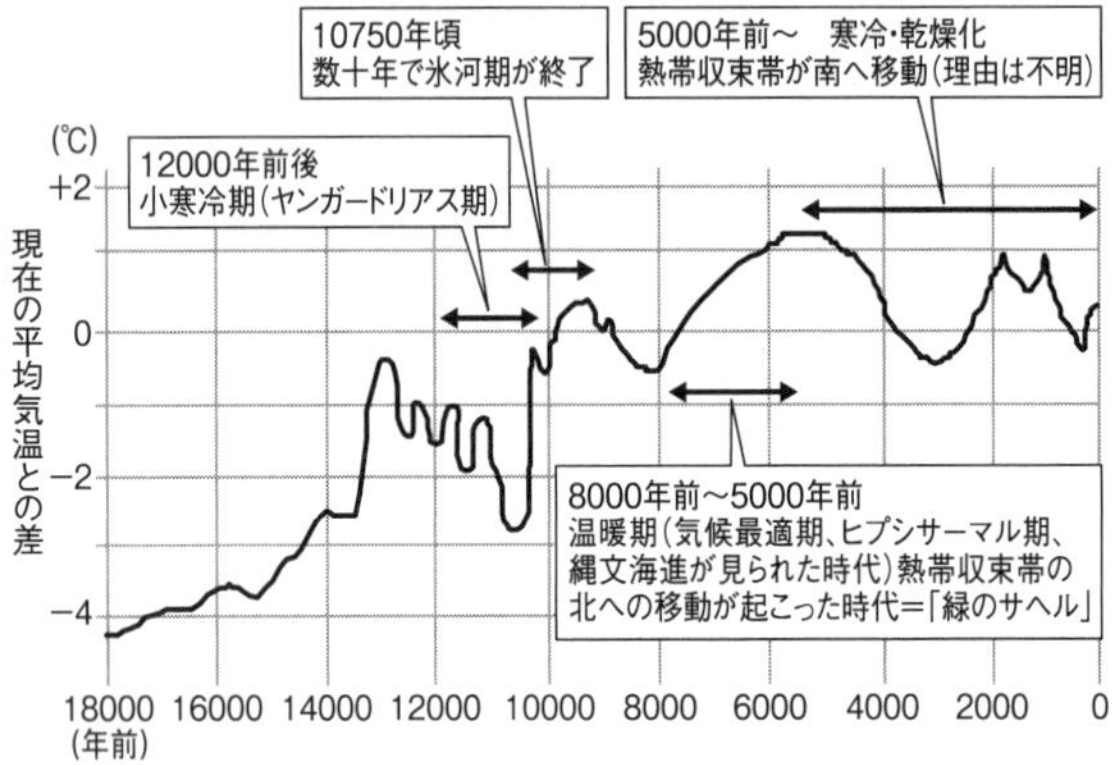

出典：北海道東海大学・原俊彦教授、共立女子短期大学・植木武助教授「先史時代ワールドモデルの構築」を基に作成

いた間、ニワトリが住民の主要な食糧源となることはなかった。遺跡から発掘される動物たちの骨が、その事実を物語る。同じような話は、最初の文明が興った肥沃な三日月地帯にもある。メソポタミアで野生動物の家畜化が始まったのは、狩猟対象であったガゼルが激減したからだという説である。

農耕や野生動物の家畜化が始まった要因として、地球気温の上昇を挙げる研究者もいる。約一万年前、最後の氷河期が終わった。以降地球は間氷期を迎え、温暖で安定した時代が続く。現在を含めてこの時代を「奇跡の一万年」と呼ぶ。この温暖な気候が、農耕に適した土地と、野生植物の生息域の拡大に寄与し、さらには農耕に適した家畜を選択する余地を与えたというのである。

感染症の出現

農耕定住社会への本格的移行は、文明を育む一方で、私たち人類に多くの試練をもたらした。その一つが感染症である。

定住は、鉤虫《こうちゅう》症や回虫症といった寄生虫疾患を増加させた。鉤虫症は、糞便から排泄された虫卵が土のなかで孵化、成長し、皮膚から感染することによって起こる。回虫症は、便から排泄された虫卵を経口摂取することによって起こる。増加した人口が排泄する糞便は、居住地周囲に集積される。それによって寄生虫疾患は、感染環を確立する。糞便を肥料として再利用することによって、それはより強固なものとなった。

農耕によって生み出され、貯蔵された余剰食物は、ネズミなど小動物の格好の餌となった。ネズミは、ノミやダニを通して、ある種の感染症をヒト社会に持ち込んだ。ノミやダニによって媒介される感染症には、小児関節炎として有名になったライム病、発熱や悪寒に潰瘍をともなう野兎《やと》病、リケッチアが原因となるコクシエラ症（Q熱）やツツガムシ病、そしてペストなどが知られている。

また野生動物の家畜化が、動物に起源を持つウイルス感染症をヒト社会に持ち込んだ。

家畜からの贈り物

人間の病気	最も近い病原体を持つ動物
天然痘	ウシ
麻疹	イヌ、ウシ
インフルエンザ	水禽（アヒル）
百日咳	ブタ、イヌ

天然痘はウシ、麻疹はイヌあるいはウシ、インフルエンザは水禽（アヒル）、百日咳はブタあるいはイヌに起源を持つと考えられている。いうまでもないことだが、これらの動物は、群れをなして生活する動物で、ヒトが家畜化する以前からユーラシア大陸の広大な草原で暮らしていた。

ヒトから家畜に感染した病原体もある。例えば、ウシ型結核菌は、ヒト型結核菌にその起源を持つ。遺伝子解析からは、ウシ型結核菌は、三万数千年前にヒト型結核菌から分岐したことが示唆される。

家畜に起源を持つ病原体は、増加した人口という格好の土壌を得て、ヒト社会へ定着していった。専門的な言葉でいえば、病原体にとって、新たな生態学的地位（ニッチ）が出現したということになる。

生物にはそれぞれ、生きていく上で不可欠な環境がある。生物は生態系のなかで、こうした環境を巡る争奪競争を行っている。競争に勝ち抜き、生き残って得た地位を、生態学的地位と呼ぶ。

新たな生態学的地位の出現は、適応放散のような進化的変化をもたらす。適応放散とは、進化過程において、生物が異なった環境に適応して多様な形態に分化し、別々の種に分岐していく現象をいう。一九一〇年代にアメリカの古生物学者オズボーンが提唱した。

目覚ましい適応放散の例として、先カンブリア時代（四六億年～五億七五〇〇年前）に起きた多細胞生物の出現が知られている。先カンブリア時代には海洋が巨大な実験場となった。深海から浅海へ進出した生物が、まず光合成を開始した。酸素濃度が上昇し、オゾン層が形成された。オゾン層が紫外線を遮断した。これによって、陸上が新たな生態学的地位として確立された。新たな生態学的地位によって、生物は多様化した。開放と、競争のない自由な環境が適応放散を促した。同じようなことが、病原体でも見られた。

マラリア原虫のミトコンドリア遺伝子の研究から、二〇〇〇万年～四〇〇〇万年前にマラリア原虫の急速な多様化が起こった可能性が示唆されている。この時期は、恐竜の絶滅（六五〇〇万年前）に引き続く哺乳類適応放散の時期に一致する。宿主域の爆発的拡大が、マラリア原虫に新たな生態学的地位を提供した。それが、寄生原虫の多様化の引き金となったのかもしれない。

以上をまとめると、次のようになる。

農耕開始と感染症の関係

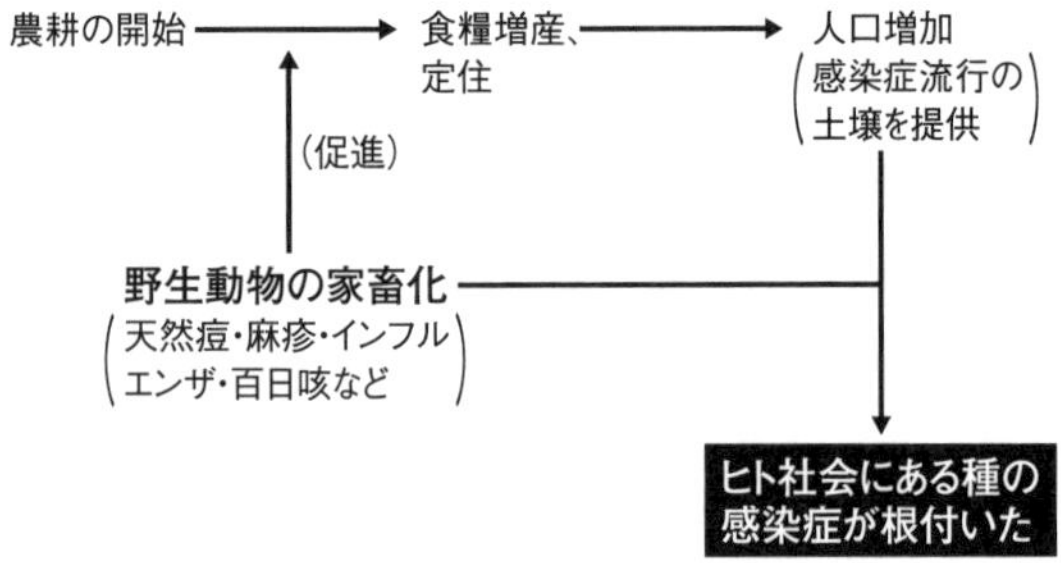

農耕の開始は食糧増産と定住をもたらした。食糧増産と定住は人口増加をもたらし、これが新たな感染症の流行に格好の土壌を提供した。一方、野生動物の家畜化は、耕作面積の拡大などを通して食糧増産に寄与した。同時に、本来野生動物を宿主としていた病原体は、ヒトという新たな宿主(生態学的地位)を得た。病原体は、新たな生態学的地位を得て、その多様性を一気に増加させた。

新興感染症の出現

農耕・家畜の開始とともに質的に、それまでと異なる規模で起こった新たな感染症の出現は、二〇世紀後半に入って、さらにその質と量を変えた。過去半世紀ほどの間に出現したウイルス性新興感染症としては、エボラ出血熱やエイズ、ウエストナイル熱、SARS、鳥インフルエンザ、MERS、ジカ熱などがある。そして、二〇一九年、中国武漢を発生源として新型コロナウイルス感染症が出現した。そうしたウイルスは、例外なく、野生動物を自然宿主とする。

ウイルスは、自ら複製できず、複製に他生物の細胞を必要とする。それはウイルスにとって、宿主の存在が自らの「生存」に必須であることを意味する。そうした宿主の生存が脅かされたとき、ウイルスは、あたかも自らの生き残りをかけて、他に、新たな宿主の存在を模索する。そうしたことが起こったとしても不思議はない。

現在、私たち人間の活動の結果として、二酸化炭素の排出が増加し、それが地球温暖化の原因となっている。温暖化した地球は、南極や北極の氷を溶かし、多発する熱帯雨林の自然発火などを通して、地球環境を脅かし、生態系を破壊する。また人間は、開発を通して生態系への無秩序な進出を果たす。野生動物は徐々にその住み処を失い、それがウイルスと宿主の調和を乱す。自然の調和を乱されたウイルスは新たな宿主を求める……。

その結果が、多くの新たなウイルスの発生だとすれば、あるいはそれが、この数十年間に頻繁に見られた現象だったとすれば、それは逆に、新たな感染症の出現頻度を抑制するためには、何が必要かということを私たちに教えてくれる。

「持続可能な開発」

「持続可能な開発」という考え方は、二〇一二年にブラジル南東部の都市リオデジャネイロで開催された国連持続可能な開発会議（リオ＋20）よりその策定に向けての議論が始まった。

その考え方の基礎には、地球資源を私たち世代で使い尽くすことなく、将来世代に引き渡すためにも、私たち自身の活動を見直す必要があるという認識が含まれる。そのためには、人間の活動が、地球環境にとって、不可逆的かつ急激すぎるものであってはならない。

地球の気候変動や生物多様性の喪失は、そうした不可逆的危険にあたる。それは、新たな感染症が出現する頻度を上げるという意味でも、この世界に重大な結果をもたらす。そのことに、私たちは自覚的でなくてはならない。

第二部
感染症の歴史

感染症は、時に多くの人の命を奪う。そうした意味において、これまでも私たちの社会に影響を与え、人間の歴史を動かしてきた。ここでは、そうした感染症を、世界史を通して概観したい。

世界史に現れた感染症の多くは、時間差こそあれ世界各地を襲った。日本も例外ではない。駆け足になるが、そのことにも触れてみたい。

まずは、古代地中海世界、中世ヨーロッパ世界を襲い、大きな被害を出したペストの流行から。

第3章　世界史のなかの感染症

「絹の道」の成立

キリスト紀元の始まる頃、世界には、少なくとも四つの文明化した疾病常在地が存在していた。東から数えていくと、中国、インド、西アジア、そして地中海世界となる。西アジアはメソポタミアにその源流を持ち、地中海世界はエジプト及びギリシャを含む。それぞれの文明は、風土や歴史に応じた固有の疾病（原始疾病）を有していた。

ユーラシア大陸では、紀元一世紀から二世紀にかけて、交易に参加する充分な動機とそれに見合う安全の確保といった条件が満たされるようになり、東西の交易が本格的に開始された。何百、何千という人が隊商を組み、中国と地中海世界を結ぶ交易路を行き来し始めた。「絹の道《シルクロード》」の成立である。

シルクロードの呼び名は、一九世紀、ドイツの地理学者リヒトホーフェンが、著書『中国』のなかで使用したのが最初だ。リヒトホーフェンの弟子であったスヴェン・ヘディンが中央アジア旅行記の書名の一つとして使用し、その本が一九三八年『ザ・シルクロード』という題名で英訳されたことで人口に膾炙《かいしゃ》することになる。

「絹の道」の成立は、ユーラシア大陸各文明が持つ原始疾病の交換と均質化を促した。中国起源のペストが大陸の西側に持ち込まれたのもそうした疾病の交換と均質化の一つであった。共和政ローマ（前五〇九〜前二九年）では、少なくとも一〇回以上の悪疫流行があった。また、二世紀ローマにおいて帝国全域に広がった疫病は、メソポタミアでの軍事行動から帰還した軍隊によってもたらされ、一五年以上にわたって地中海世界で流行を続けた。

ペストの流行

敬虔なキリスト教徒であった東ローマ帝国（ビザンティン帝国）皇帝ユスティニアヌス（在位五二七〜五六五年）は、地中海世界全域を支配した古代ローマ帝国復活を夢見ていた。ユスティニアヌスは『ローマ法大全』の編纂やハギア・ソフィア大聖堂の再建を行うと同時に、イタリア半島やアフリカへ外征し、古代ローマ帝国の地イタリアを帝国領土に復帰させた。そんなユスティニアヌスの帝国再建の夢を砕いたのがペストだった。

ペストは、五四二年から七五〇年にかけて、首都コンスタンティノープル（現イスタンブール）を繰り返し襲った。特に、五四二年の流行は「ユスティニアヌスのペスト」と呼ばれ、最盛期には首都コンスタンティノープルだけで一日一万人が死亡したという。ペストは港から内陸へと広がり、地中海世界人口の四分の一が死亡した。遺骸はあまりに多く、埋葬が間に合わなかった。コンスタンティノープルにあった砦は、死体を高く積み上げることができるように屋根が取り払われ、一部は筏で海へと流された。

これが契機となって、東ローマ帝国は衰退する。以降、西アジアに拠点を置くイスラム教徒が、地中海世界で活発に活動を開始する。六三六年にはヤルムークの戦いでビザンティン軍をシリアから駆逐し、六四二年にはアレクサンドリア（エジプト）を占領、六五二年にはシシリー島（シチリア島）を支配下に置く。東ローマ帝国領土は次第に縮小し、その傾向は九世紀に入るまで回復することはなかった。

この時期の東ローマ帝国は長く続く人口減少に苦しんだ。キリスト紀元初期に三三〇〇万人だった地中海世界ヨーロッパの人口は、六〇〇年間の間に、およそ一五〇〇万人減少し一八〇〇万人となった。繰り返し襲ったペストが原因の一つだった。

同じ時期、中国でも、人口減少が記録されている。五八九年、隋が南朝の陳を滅ぼし、西晋以来、約三〇〇年振りに中国統一を果たした。統一を果たした隋皇帝は、大規模な土木事業に着手すると同時に、北方の高句麗遠征を三度にわたって行った。が、遠征は三度とも失敗に終わる。高句麗遠征の失敗、大規模土木事業による財政難などによって、統一から三〇年弱で、隋は滅亡した。六一八年のことである。

隋の末期、六一〇年にペストが流行したことが記録されている。その後半世紀の間に、ペストは少なくとも七回流行した。ユーラシア大陸の西で、皇帝ユスティニアヌスの夢を破ったペストは、同じ大陸の東で隋の崩壊に手を貸した。

人口減少、繰り返されるペストの流行、帝国の衰退。この時期、ユーラシア大陸の東西で幾つかの共通点が見られた。偶然の一致か、あるいはなんらかの必然性があったのかは、わからない。中国に起源を持つペストは、遅くともキリスト紀元頃までには、西アジアやインド北部といったユーラシア大陸半乾燥地の齧歯類《げっしるい》（リスやネズミ、ヤマアラシなど）に根を下ろした。もちろん、こうした地域もペストの被害を受けたに違いない。しかし被害の程度は、大陸の東西で、より甚大であった。

西アジアやインドでは地中海世界や中国で見られたような人口減少は少なくとも見られなかった。例えば、古代水路システムの調査から得られた結論は、メソポタミアの人口が、紀元二〇〇年から六〇〇年の間に頂点を迎えたというものであった。これは、ローマと中国で、ペストが人口に深い傷を与えていた時期に一致する。

鄭和の大航海とペスト

二〇一〇年一〇月三一日付『ネイチャー・ジェネティクス（電子版）』に、国際研究チームによる一つの論文が発表された。論文は、現在世界で見られるペストの起源に関するものであった。

研究チームは、世界各地から収集された一七株のペスト菌の遺伝子配列を解析することにより、ペスト菌の共通祖先が中国起源の可能性が高いこと、その菌が「絹の道」を通してユーラシア大陸の西側にも達した可能性があることを報告した。論文はさらに、一五世紀中国明代（一三六八〜一六四四年）に実施された鄭和《ていわ》（一三七一〜一四三四年）の大航海もペスト拡大に寄与した可能性があると指摘している。

鄭和は、本姓を馬という。永楽帝の宦官《かんがん》として仕えていたが、軍功を上げて重用され、南海への航海を任された。雲南省の出身で、祖先はチンギス・ハーンの中央アジア遠征のとき帰順したイスラム教徒。本人もイスラム教徒であったという。

鄭和の大航海は、合計で七回行われた。インドからアラビア半島、遠くアフリカのケニアまで及んだ。清代に編集された歴史書『明史』によれば、初回の航海は、六二隻の船団、総乗組員は二万七八〇〇人に及んだという。一度の航海に数万人が参加する大規模なものであった。

それぞれの疾病常在地が有する原始疾病は、ユーラシア大陸を横断する交易路の整備や鄭和の大航海といった、文明交流の質的あるいは量的変化によって各地に広がっていった。

中世の終焉

八世紀半ば以降、約五〇〇年の謎の沈黙期間を経てペストは再びヨーロッパを襲い、一四世紀から四世紀近くの間、断続的に猛威を振るう。

一三四七年、ペストが上陸したのは、またもやコンスタンティノープルであった。コンスタンティノープルが、東西貿易、文化の拠点であったことが、その大きな理由であった。コンスタンティノープルからペストは内陸へ広がり、わずか三、四年で北欧やロシアを含むヨーロッパ全土を覆うことになる。

一三七七年、ヨーロッパ随一の港湾都市国家ベネチアは、ペスト流入を防ぐため、外国から入港する船を沖合で四〇日間留め置く措置を始める。ちなみに「検疫」という言葉は、イタリア語の「四〇日間」に由来する。当時のベネチアの施策に語源を持つ言葉である。

この間、ヨーロッパにおけるペスト死者数は二五〇〇万～三〇〇〇万人に達した。当時のヨーロッパの人口の四分の一から三分の一に相当した。患者の大半を占めた腺ペストでは、皮膚が内出血で斑に紫黒色になることから「黒死病」と恐れられた。

ペストの衝撃はヨーロッパ社会に変貌を迫った。人口が減って賃金が上がり、感染に無力だった教会の権威が失墜。農奴たちの移動が起こり、人々を土地に縛りつける封建制の崩壊が始まる。別な言葉でいえば、人間一人ひとりの価値が上がったことが、ルネサンスによる文化的、人間的な復興に結びついた。

ペストがなぜ始まり、なぜ終わったのかは、未だに判然としない。いずれにしても、ペスト禍を機にヨーロッパでは中世が終わりを告げ、国民国家が台頭し、ヨーロッパは近代へと歩き始める。近代を迎えたヨーロッパでは、スペインやイギリスといった列強が争うようにアフリカ大陸や南北アメリカへ進出し始める。

ペストという病気

ペストは、グラム陰性通性嫌気性桿菌であるペスト菌（エルシニア・ペスティス）によって引き起こされる感染症である。全身倦怠感と高熱を初発症状として始まるが、その後の経過により二つの病型に分類される。

一般的な病型は、腺ペストと呼ばれる。全身倦怠感と高熱の後、腋下や鼠頸部リンパ腺の腫脹が起こる。腫脹したリンパ腺はこぶし大に腫れ上がる。腺ペストという名前の由来はそこにある。ペスト菌が産生する毒素により神経系の麻痺が起こり、意識の混濁や錯乱が見られる。ペスト菌が血液によって全身に運ばれ敗血症を起こすと、全身の皮膚に出血性の紫斑が現れる。患者が死の転帰をたどるか回復するかはこの時期に決まる。この出血斑のため、ペストは黒死病と呼ばれた。抗生物質がない時代、発症したもののうち死亡するものの割合（致死率）は五〇パーセントを超えた。

もう一つの病型は、肺ペストと呼ばれた。腺ペストの流行に引き続いて起こることが多い。皮膚症状やリンパ腺の腫脹は見られないか軽微であるが、血痰や喀血といった肺症状が見られる。患者の咳などによって飛沫感染する。無治療下での致死率はほぼ一〇〇パーセントという恐ろしい病気であった。

ボッカチオが描いたペスト

当時のヨーロッパ社会がいかにこの病気を恐怖したか、ジョヴァンニ・ボッカチオの『デカメロン（十日物語）』に詳しい。『デカメロン』は、一三四八年に流行したペストから逃れるために邸宅に引きこもった男三人、女七人の計一〇人がする退屈しのぎの小話を集めたという趣向の物語である。

一〇人がそれぞれ一日一話を語り、全一〇〇話からなる。内容は艶笑に満ちた恋愛話や失敗談からなる、人文主義の傑作とされているが、作品の背景には、ペストに喘ぐ当時の社会状況が色濃く反映されている。

「一日千人以上も罹病しました。看病してくれる人もなく、何ら手当てを加えることもないので、皆果敢なく死んで行きました。また、街路で死ぬ人も昼夜とも数多くありました。また多くの人は、家のなかで死んでも、死体が腐敗して悪臭を発するまでは、隣人にわからないという有様でした」

「墓地だけでは、埋葬しきれなくなりまして、どこも墓場が満員になると、非常に大きな壕を掘って、その中に一度に何百と新しく到着した死体を入れ、船の貨物のように幾段にも積み重ねて、一段ごとに僅かな土をその上からかぶせましたが、しまいには壕も一ぱいに詰まってしまいました」

（『デカメロン（十日物語）』野上素一訳、岩波文庫）

ハンセン病から結核へ

中世ペスト流行を境に、ヨーロッパ社会の疾病構造も変わった。最も目立った変化にハンセン病患者の減少がある。

ハンセン病は、抗酸菌の一種であるらい菌（マイコバクテリウム・レプラ）によって引き起こされる感染症で、経鼻あるいは経気道的に感染するが、感染力は弱い。潜伏期間は平均で三〜五年、長い例では数十年に及ぶものもある。末梢神経障害と皮膚症状を主症状とするが、末梢神経障害が引き起こす眼症状や脱毛、顔や四肢の変形といった外見の崩れが多くの偏見をもたらした。

ペスト流行以前のヨーロッパ社会において、ハンセン病は一貫して重要な病気であった。ハンセン病療養所（レプロサリウム）が各地に建設された。一三世紀頃、ヨーロッパには二万近い数のレプロサリウムが存在した。イングランドだけに限ってみても、この時期、三二〇ほどのレプロサリウムが運営されていた。にもかかわらず、一四世紀に入ると、ヨーロッパで新たなレプロサリウムが建設されることはなくなった。

致死率の高いペストのため、多くの患者が亡くなったことは確かだろう。しかしそのために、ハンセン病患者の発生数が急激に減少したとは考え難い。ただ、一三四八年のペスト流行以降、ハンセン病患者数が流行以前の水準に達することがなかったのは事実である。

ハンセン病減少の原因は未だ特定できない。一つの仮説として、疾病間の競合を挙げる研究者もいる。結核の増加がハンセン病を抑制したというのである。生物学的根拠として、交叉免疫の存在がある。結核菌が引き起こす免疫反応とハンセン病の病原菌が引き起こす免疫反応が互いに影響し、一方の病原体に対する暴露が、他方の病原体に対する抵抗性を与える。こうした関係は、フランベジア（イチゴ腫）と真性梅毒の間でも知られている。

フランベジアは、梅毒と同じトレポネーマによって引き起こされる感染症である。正確な感染経路は不明であるが、皮膚や粘膜の直接接触が原因と考えられている。梅毒と異なり、先天性の感染や性行為による感染はないと考えられているが、両者には免疫学的干渉が働き、一方への感染が他方に対する免疫を与える。

この時期に結核が増加したことで、ハンセン病患者の多くが結核によって倒れたと考える研究者もいる。ハンセン病患者の免疫機能の低下が、患者の結核による致死率を上げたというのである。

どちらの説にも妥当性はあるが、疑問は残る。ペスト以降のヨーロッパにおいて、ハンセン病ではなく、なぜ、結核が流行することになったのか。ヨーロッパの都市化が進行していくなかで、若年時に結核に感染するものが増えたことは確かであろう。空気感染する結核は、人口が密集した社会では、ハンセン病より感染しやすい。そのため、より若年で感染することになった可能性は否定できない。

結核は、ハンセン病の病原菌と同じ、抗酸菌の一種である結核菌によって引き起こされる。主な感染経路は経気道感染（飛沫感染と空気感染）。症状には、咳や血痰、喀血といった呼吸器症状と、発熱、発汗、倦怠感といった全身症状がある。
感染したからといって必ず発症するとは限らない。九〇パーセント以上の人は発病することなく一生を過ごす。こうした状態を「休眠」と呼ぶ。大半の結核菌は、休眠したまま、一生を終える。これを結核菌の生存戦略だと考える研究者も多い。結核菌の目的が、種としての菌の維持であるとするならば、あえて宿主の存在を毀損《きそん》するより、休眠しながら共存するほうが、種の保存に有利だからである。

現在、世界人口の三分の一は、結核菌に感染していると考えられている。数パーセントの人が生涯で結核を発症する。発症した場合、無治療患者の自然経過は、五年で約半数が死亡し、二〇パーセントが慢性化し、残りの約三分の一が自然治癒する。

結核菌は、古い病原菌で、人類との関係が長い。近年行われた遺伝子解析の結果は、結核菌の共通祖先が約三万五〇〇〇年前に遡って存在することを明らかにした。人間と長い間共存してきた結核が、この時期のヨーロッパにおいて流行した原因として、気候の寒冷化とそれにともなう毛織物供給の増大や公衆浴場の普及、栄養状態の変化といった、この時代の社会変化を挙げるものもいる。しかし、因果関係はわかっていない。

ただ中世ペストの流行を境に、ヨーロッパでは結核患者が増加しハンセン病患者が減少した。それだけは確かである。

最後のペスト流行

ペストはその後も繰り返しヨーロッパを襲った。一六六五年から六六年にかけて、イギリスを襲ったペスト流行は各地で大きな被害をもたらした。ロンドンでの流行は、約一〇万人の死者を出した。この流行は「ロンドンの大ペスト」と呼ばれる。「捜査員」――しばしば文字の読めない老婦人だった――は、病人を見つけ出すと家に閉じ込め「我に慈悲を」という言葉とともに、ドアに赤い×印を付けた。教会は悲しむ者で満ち、共同墓地は遺体で溢れた。宮廷関係者だけでなく、医師や聖職者も街を後にした。

この時期、ケンブリッジのトリニティ・カレッジを卒《お》えたばかりの一人の青年がいた。ペストの流行によって、青年の通っていた大学も何度かの休校を繰り返した。休校中、大学を離れて故郷のウールスソープに帰った青年は、ぼんやりと日を過ごすうちに微積分法や万有引力の基礎的概念を発見した。青年は名前をアイザック・ニュートンといった。ニュートンが主要な業績の多くを発見したこの期間は後に「創造的休暇」とも「已むを得ざる休暇」とも呼ばれることになった。その休暇はペスト流行によってもたらされた。

これがイギリスにおける最後のペスト大流行となった。

南ドイツ・バイエルン地方の小さな田舎町オーバーアマガウで、一〇年に一度、一〇〇日以上にわたって開催されるキリスト受難劇の歴史もペストの流行と関係する。ボヘミアにおけるプロテスタントの反乱を契機に始まった三十年戦争（一六一八～四八年）は、南ドイツにペストをもたらした。

ペストが大きな被害をもたらした後の一六三三年、村人は、それ以上の犠牲者を出さないため、キリストの苦難と死と復活の物語を一〇年に一度上演することを誓った。最初の公演は翌一六三四年、流行を生き延びた人々によって行われた。ペストで亡くなった人々の眠る墓の上に作った舞台で行われた。言い伝えによれば、それ以降この村で、ペストで死亡した住民はいない。

一七二〇年から一七二二年にかけてマルセイユで見られた流行を最後に、ヨーロッパにおけるペストの爆発的流行は終わりを告げた。幾つかの可能性が指摘されている。都市環境の整備、宿主であるクマネズミのペストに対する抵抗力の獲得、気候変動、検疫など。しかしなぜペストがヨーロッパにおいて流行を止めたのか、いまに至るまでその謎が解明されたとはいい難い。

その後のペスト

西ヨーロッパで流行を停止したペストだが、アジア、アフリカでは依然流行を続けた。一八九四年に中国の広東省、香港で起こったペスト流行は、以降、台湾、日本、ハワイや北米大陸へと広がっていった。日本での流行は、明治三二(一八九九)年、台湾から神戸に来航した船舶によってもたらされた。

北米へペストを運んだのも太平洋航路を行き来する船舶であった。そのためアメリカでは、西海岸が最初の侵入地となった。一九〇〇年、日本丸が中国からサンフランシスコへ入港した。中国人移民のチック・ジンが最初の犠牲者となった。グローブホテルと呼ばれた汚いドヤ街のホテルで、彼は死体となって発見された。血液の混じった唾液が顔を覆い、鼠頸部及び腋下部のリンパ節は腫脹していたという。

日本では、明治三二年に引き続き、明治三三(一九〇〇)年と、明治三八(一九〇五)年から四三(一九一〇)年にかけて流行が見られた。その後大正一五(一九二六)年まで散発的な流行が見られたが、昭和四(一九二九)年に発見された患者を最後として、以降、日本でのペスト発生はない。厚生省「伝染病統計」によれば、その間の患者総数は二九一二名、死者数は一四六四名となっている。

明治時代半ばには、神戸や横浜に海港検疫所が開設された。検疫所は、感染者保菌者停留室、浴室や化粧室、食堂、伝染病院、消毒施設、検査室、火葬場を備え、一〇〇人以上の収容能力を有していた。検疫は、数度にわたりペストの上陸を未然に防いだ。検疫官のなかに若き日の野口英世もいた。明治三二年五月、横浜海港検疫所の検疫医官補として働いていた英世は、入港した「亜米利加丸」の二人の乗組員にペストを発見し、ペストの国内侵入を防いだ。検疫が、海からのペストの伝播阻止に有効であった一つの証左とされている。野口は、この実績を買われ、当時ペストが蔓延していた清国牛荘《ニュウチャン》の国際予防委員会中央医院へ政府医師団の一員として派遣される。

北米では、一九〇六年、大地震後のサンフランシスコで再びペストが流行した。一九二四年には、ロサンゼルスでもペストの流行が見られた。その後も各地で散発的な発生が報告されており、ペストが野生動物の間で土着化した可能性が指摘された。

この時期のペストの世界的拡大の背景には、植民地主義のもとで展開された、新たな交通路の整備があった。太平洋航路はユーラシア大陸と北米大陸を結ぶ東の大動脈となりつつあった。

スペインの新大陸進出

一六世紀、ヨーロッパと南北アメリカ大陸の間で、大西洋を跨いだ「コロンブス交換」と呼ばれる感染症と作物のダイナミックな交換が起こった。

南アメリカ大陸には当時、アステカ帝国とインカ帝国が数十万人以上の兵士を抱えていた。ところが、一五二一年にスペイン人コルテスは、数百人の軍勢でアステカ帝国を制圧する。続く一五三三年には同じくスペイン人ピサロがわずか二〇〇人ほどの手勢でインカ帝国を滅ぼす。以降、ヨーロッパ人による南アメリカの植民地支配が始まる。

数百人のスペイン人たちが数百万人にもおよぶ先住民を支配した理由は、冷酷な征服者（コンキスタドール）が新大陸にない馬や鉄砲で戦ったこと以外に、彼らが無自覚に持ち込んだ感染症があった。麻疹や天然痘、発疹チフスなどの感染症により、免疫を持たないアステカ帝国やインカ帝国の住民人口は激減した。八割以上の人口を失ったといわれている。

当時の記録が、ヨーロッパからの宣教師たちによって書き残されている。

一五三二年一一月一六日、スペインの征服者ピサロは、インカ帝国皇帝アタワルパとペルー北方の高地カハマルカで対峙した。アタワルパの率いる兵士が八万人であったのに対し、ピサロは、一六八人の土地に不案内な部隊を率いているだけであった。さらにいえば、カハマルカ高地は、最も近いスペイン人居留地から一六〇〇キロも離れた場所にあった。にもかかわらず、ピサロはこの戦いに勝利し、アタワルパを捕虜とした。

歴史的事実からいえば以上のようになるが、戦いの勝敗は両者の遭遇前にすでに決まっていた。

疫病が神の怒りだとする解釈は、当時多くの人が信じていた「病」に対する解釈である。それに関していえば、スペイン人も先住民も同様であったに違いない。その神の怒りが、先住民に無慈悲な鉄槌を振り下ろしたにもかかわらず、スペイン人には振り下ろされなかった。征服者であるスペイン人たちが一方的に神の恩寵を受けているという事実に、住民は慄いた。スペインの征服者が、どれほど人数が少なく、どれほど残忍かつ卑劣であったとしても、住民たちにそれに抗う力は残されていなかったというのである。

「聖なる理法も自然の秩序も、はっきりと原住民の伝統と信仰を非としている以上、抵抗ということにどんな根拠が残っていたと言うのか。スペインの征服事業が異常なほどの容易さだったこと、また、わずか数百人の男が広大な地域と数百万の人間をがっちり支配し得た事実は、このように考えて初めて理解できる」

（『疾病と世界史』ウィリアム・H・マクニール著、佐々木昭夫訳、中公文庫〈下〉）

減少した人口と労働力を補うため、ヨーロッパ各国はアフリカ大陸の住民を、新大陸へ奴隷として運んだ。この奴隷貿易によって、アフリカからマラリアや黄熱病、デング熱といった感染症とそれを媒介する蚊が新大陸へ渡り、一層犠牲者を増やすことになった。

一方、一七世紀にはアンデス山脈に自生するキナという植物の樹皮が、マラリアの治療効果を持つことが発見される。ヨーロッパ人はキナの有効成分キニーネを活用し、それまでマラリアに阻まれて遅々として進まなかったアフリカのさらなる植民地化に成功する。旧大陸の征服者はまた、新大陸から新たな植物を持ち帰った。のちに世界中で栽培されるようになるトウモロコシ、サツマイモ、ジャガイモ、トマトといった作物である。「交換」とは通常、相互に同等の価値をもたらす。しかし「コロンブス交換」で利益を得たのは旧大陸ばかりだった。

都市の光と影

一七世紀のペスト禍後、イギリスで一八世紀後半から一九世紀にかけて産業革命が起こる。工業化に伴い、地方の農村から多くの人びとが労働者として都市部に流れ込んだ。それが二つの感染症の大流行を招くことになる。コレラと結核だ。

コレラはインド・ベンガル地方の風土病だった。それが、イギリスの植民地支配による軍隊往来などにより、ヨーロッパへ拡大する。イギリスでは一八三一年に最初の患者が発生し、全国で一四万人が死亡した。首都ロンドンは最も感染者が多かった。ロンドンはその頃世界最大の都市だったが、人口流入に都市機能が追い付かず、衛生環境は劣悪を極めた。水洗トイレはあったが、下水はそのまま市内を流れるテムズ川へ流され、悪臭を放つ水は何ら処理されることなく市民の飲料水となった。

コレラは、当時、空気感染すると信じられていたが、ロンドンの医師ジョン・スノウは、感染源は汚染された井戸の飲み水と考えた。コレラが集団発生した地区を調べて、患者たちが同じ井戸を使っていた事実を突き止める。その井戸の使用を中止することで、ようやくコレラの流行は収束した。スノウの発見を踏まえてロンドンは上下水道の整備を進めることになる。

一方、結核も産業革命後の都市への人口流入と衛生環境の劣化を背景に、栄養不足で過酷な労働を強いられた貧困層を中心にヨーロッパ各地で流行する。特に多数の労働者が工場に集まって働く工場制機械工業の発展は結核を広げた。多くの人命を奪う結核は「白いペスト」と恐れられた。

こうした状況が改善するのは、二〇世紀に入ってからとなる。それまでの都市は衛生環境の悪化と稠密《ちゅうみつ》な人口により、感染症に溢れていた。そこへ、免疫を持たない地方出身者が働き手としてやってくる。そうした人々が、次々と感染症に倒れる。それをさらに地方出身者が補充する。それによって都市は成立していた。それは、ロンドンでも、パリでも、そして江戸でも同じだった。新規流入者の死亡率が下がって都市の巨大化が進むのは、都市の衛生環境が改善した比較的近年のことに過ぎなかったのである。

スペイン風邪と第一次世界大戦

一〇〇年前にパンデミックを起こしたスペイン風邪は、風邪といっても実態は凶悪なインフルエンザであった。全世界で最大一億人とも推定される命を奪い、中世のペストと並ぶ史上最悪の感染症となった。

スペイン風邪の起源は厳密ではないが、中国であったという説がある（「スペイン風邪」と呼ぶことに関しては、筆者自身にも違和感がある。しかし本書では、「スペイン風邪」という通称を使用する。ただしこうした通称がしばしば、比喩と隠喩をともなって、多くの誤解と誤った歴史の記載につながる可能性があることに対しては読者の注意を喚起しておきたい）。

一九一八年、中国から渡米した労働者を通じてアメリカ各地に広がり、そこで罹患したアメリカ軍兵士が、第一次世界大戦への参戦でヨーロッパに出征しヨーロッパでインフルエンザを広める。さらにヨーロッパから全世界に広がり、三波に分かれて世界を舐め尽くした。

第二波として流行したインフルエンザウイルスは、第一波とは比較にならない強力な毒性を獲得していた。流行の第一波を経験しなかった地域の被害は、すでに流行を経験していた地域と比べて格段と大きなものとなった。

第二波を経験した当時のアメリカでは、スペイン風邪流行が人々に与えた影響がいかに大きなものであったか。次のような描写がそのようすの一端を伝えてくれる。

「まず木工職人と家具職人をかき集め、棺作りを始めさせておくこと。次に、街にたむろする労働者をかき集めて墓穴を掘らせておくこと。そうしておけば、少なくとも埋葬が間に合わず死体がどんどんたまっていくという事態は避けられるはずだ」

（『アメリカ公衆衛生学会誌』一九一八年）

スペイン風邪が若年者たちの間で高い致死率を示した原因については、免疫応答能力の強い若者の体内で、ウイルスと免疫機構が激しい戦いを繰り広げた結果、サイトカインが異常に分泌され、生体の過剰防衛反応が起こったという説がある。「サイトカインの嵐

（サイトカイン・ストーム）」と呼ばれる現象である。サイトカインとは免疫細胞間情報伝達物質で、生体内で免疫反応、生体防御反応、炎症反応、アレルギー反応などに関わっており、サイトカインによる情報伝達機能の破綻は各種の疾病を引き起こすことが知られている。

スペイン風邪がいかに激しい症状をもたらしたかについて次のような記述も見られる。

「患者たちは関節痛を訴えて泣いた。高熱と悪寒に苦しみ、毛布の下でただ震えていた。下腹部の痛みを訴え、嘔吐を繰り返した」

「何よりも私たちを驚かせ、怯えさせた症状は皮下気腫の存在だった。皮下に空気が溜まり、それが体全体に広がっていく。破裂した肺から漏れでた空気は、患者が寝返りを打つたびに、プチ、プチと音を立てた」

「耳の痛みもよく見られる症状の一つだった。痛みやめまいを伴った中耳の炎症が広がり、やがて鼓膜の破裂にいたる。鼓膜の破裂までの時間は痛みが始まって数時間といったところだった。また、頭痛も。頭のなかをハンマーで叩かれるような痛みが患者を襲った。目を動かすたびに目の奥が痛み、視神経の麻痺が起こり、視野が失われた。臭覚も侵され、また稀ではあるが腎不全も見られた」

（『史上最悪のインフルエンザ』アルフレッド・W・クロスビー著、西村秀一訳、みすず書房）

死そのものだけではなく、こうした激しい症状が人々に恐怖をもたらした。

第一次世界大戦では、敵も味方も地面に掘った塹壕に身を潜めて対峙し続けた。塹壕は典型的な「三密」で、それも被害を拡大させる原因となった。スペイン風邪という名前が付いたのは、ドイツやフランス、イギリス、アメリカといった交戦国が戦意維持のために実態を隠蔽し、一方で中立国だったスペインでの被害が報道された結果である。確かに、戦場に送られた兵士が、実際の戦闘ではなく原因不明の病気でバタバタと倒れているという事態は、戦争に参加している国々にとって最も国民に知られたくない情報の一つであったに違いない。また交戦相手国にそうした実情を知られることも、避けたい事態であった。

戦意高揚あるいは戦意喪失のための情宣活動に使われることを避けるという観点から、関係各国は情報を隠蔽し続けた。

第一次世界大戦の際、戦死者の約六割に当たる一〇〇〇万人は戦病死だった。当時は通常、病死が実際の戦闘による死亡者数を大きく上回った。その三分の一がスペイン風邪によるものであったという。結果、スペイン風邪は戦いの終結を早めたともいうし、戦争で疲弊したヨーロッパからアメリカへ覇権が移る契機にもなったという。

アフリカ大陸への上陸

スペイン風邪の流行はアメリカやヨーロッパにとどまらなかった。太平洋の島々に暮らす人々やアラスカに暮らす先住民といった、外界から特別な接触がある場合を除いて隔絶された生活を送っていた人々の間にまで広がっていった。

インフルエンザの流行を免れたのは、アフリカ南西岸から二八〇〇キロ離れ、絶海の孤島であったため流刑地としても使われたセントヘレナ島（ナポレオン一世の流刑地としても有名）とニューギニア島のみであったという話もある。そうしたいくつかの例外を除いて、世界全体が、インフルエンザの猛威にさらされた。なかでも太平洋に浮かぶ西サモア（現サモア）の被害は特筆すべきものだった。

ニュージーランドの軍艦が患者を乗せて西サモアの港に到着したのは、一九一八年一一月初旬のことであった。そしてその年の終わりまでに、三万八〇〇〇人の島民のうち約二〇パーセントにあたる七五四二人がスペイン風邪のために命を落とした。スペイン風邪は、島の社会機能を破壊し、食糧事情を悪化させ、そのためにさらに多くの島民が亡くなった。最終的な死亡者数は八五〇〇人、総人口の二二パーセントにも上った。

近年までほとんど研究対象とされてこなかったアフリカ大陸、とりわけサハラ以南アフリカにおけるスペイン風邪流行の様相についても最近、先駆的研究が行われている。

アフリカ大陸におけるスペイン風邪流行についての最も初期の記述は、一九二七年に出版されたE・O・ジョーダンの著書のなかに見ることができる。ジョーダンの推計によれば、当時アフリカ大陸で約二一〇〇万人が感染し、約一三五万人が死亡したという。この数字は、アフリカにおける被害状況を表す数字として長く引用されてきたが、近年の研究は、これらの数字が過小評価だったと考えている。現在では、サハラ以南アフリカだけで二〇〇万人近い死亡があったという説が有力となっている。

当時のアフリカの人口は一億八〇〇〇万人程であった。その一パーセント強が一～二年という短期間に死亡したことになる。天然痘や麻疹がヨーロッパから持ち込まれ、人口が半世紀で約一〇分の一にまで減少した経験を有する新大陸とは異なり、それまで外来の感染症によって大きな影響を受けたことがほとんどなかったアフリカ大陸にとって、二年という期間にこれほど多くの死亡者を出したスペイン風邪は、まさに「人口学的悪夢」とでもいうべき事態だった。

そんな激しい流行をもたらした要因に、植民地時代にアフリカ大陸へと持ち込まれた交通システム（海岸に沿って港と港を結ぶ船舶、海岸と内陸部を結ぶ鉄道や道路、河川を行き来する船舶）と、第一次世界大戦下の戦時体制に組み込まれた軍隊と労働者の移動があった。世界システムから切り離されていたかのように見える当時のアフリカも、この大戦と無関係ではなかったのである。

一九一四年に勃発した第一次世界大戦は、当初ヨーロッパに限局された戦いであったが、ほどなく戦争はアフリカ大陸へも波及していった。イギリス・フランス連合軍は武力でドイツ植民地へ侵攻していった。

ドイツ植民地のなかで最初に連合軍によって占領されたのは、西アフリカに位置するトーゴだった。開戦から一年目のことである。同年、南アフリカ軍によってドイツ領南西アフリカも占領された。開戦から二年目の一九一六年にはカメルーンが、そして四年目の一九一八年にはドイツ領東アフリカもイギリス・南アフリカ連合軍によって占領された。

アフリカで行われた戦闘は多くの人の生活を根底から破壊した。ヨーロッパ列強は住民に立ち退きを強制する一方で、住民を労働力として強制的に徴発した。それまで見られなかった規模の人の移動と交流がアフリカ各地で起きた。そうしたなかでインフルエンザの流行拡大に最も大きな影響を与えたのは、植民地軍としてアフリカ人が戦闘に参加したことだった。アフリカにおける戦闘の当事者は、いつしかアフリカ人となっていった。そこへ登場したのがスペイン風邪だった。アフリカ大陸が無傷でいられるはずはなかった。

残された記録によれば、サハラ以南アフリカでの流行の起点となったのは、シエラレオネの首都フリータウンであったという。当時のフリータウンは、西アフリカにおける石炭の補給基地として栄えた、ヨーロッパと南アフリカを結ぶ重要な港湾であった。

一九一八年八月一五日、ヨーロッパから一隻の軍艦がフリータウンに到着した。約二〇〇人の患者を乗せた軍艦は港に停泊中に、現地の労働者を使って石炭の積み込みを行った。その一〇日後、二人の現地人が肺炎のため死亡し、多くの人がインフルエンザの症状に苦しみ始めた。

八月二七日には、「アフリカ」という名の軍艦がやはり石炭を求めてフリータウンに入港した。しかし、当時首都にいた五〇〇〇人とも六〇〇〇人ともいわれた石炭積み込み夫たちは、インフルエンザのため充分な働きができなかった。軍艦の乗組員たちは、現地の労働者と一緒になって石炭の積み込みを行った。「アフリカ」には七七九人の乗組員がいたが、二、三週間のうちに約六〇〇人がインフルエンザに倒れ、五一人が死亡した。

一一五〇人の兵士を乗せたニュージーランドの軍艦も、ヨーロッパ戦線に向かう途上の八月二六、二七日にフリータウンに寄港したが、その後、九〇〇人がインフルエンザに倒れ、三八人が死亡したという記録も残されている。シエラレオネ全体で見ても、人口の五パーセントが、数週間という短い期間の間にインフルエンザで死亡した。

アフリカ大陸での流行拡大

西アフリカの港町フリータウンから始まったスペイン風邪の流行は、次いで船舶の航行を通してアフリカ大陸沿岸部の港から港へと広がり、さらに銅や金、木材といった天然資源を運ぶために整備された鉄道と河川に沿って、港から内陸部へと広がっていった。唯一の例外が東アフリカであった。この地域への流行はアジアからインド洋を越えて広がった可能性が高い。

アフリカ大陸におけるインフルエンザ流行の足跡を追ってみよう。

一九一八年八月に始まったフリータウンでのインフルエンザ流行は、陸伝いに北上し、二、三週間でセネガルの首都ダカールへ到達。このフランス領西アフリカからセネガル川を遡り内陸のサバンナ地方へ広がっていった。モーリタニアへはセネガル渓谷を経由して一〇月初旬に到達した。セネガル内陸部に広がったインフルエンザは、バマコ（マリの首都）から鉄道に沿ってマリに広がると同時に、マリからニジェール川へ入り、ニジェール川を上流から下流へと下り、ニジェール、カメルーンへと広がっていった。またボルタ川へ至ったインフルエンザは、ボルタ川を上流から下流へ下り、ガーナへと広がっていった。

一方、海岸に沿った流行はフリータウンから東へ、ガーナ、トーゴへと広がっていった。こうしてフリータウンから始まったスペイン風邪の流行は、数カ月のうちに時計回りに西アフリカ地域を三分の二周し、海岸に沿って広がっていった流行と黄金海岸（アフリカ西岸、ギニア湾岸の一地域）の首都アクラやナイジェリアのラゴスで合流したことになる。

南アフリカでもインフルエンザの流行は鉄道と河川に沿って広がっていった。一九一八年九月、南アフリカのケープタウンに達したインフルエンザは一〇月初旬には南ローデシア（現ジンバブエ）第二の都市ブラワヨを席巻し、一〇月下旬には北ローデシア（現ザンビア）、仏領コンゴ（現コンゴ共和国）を、そして一一月に入るとベルギー領コンゴ（旧ザイール、現コンゴ民主共和国）を席巻した。

インフルエンザの流行は、ケープタウンからダイヤモンドや金を採掘し、輸出するために整備された鉄道に沿って北上してローデシアへ至り、やがてコンゴ川からブラザビル（コンゴ共和国の首都）、レオポルドビル（現キンシャサ＝コンゴ民主共和国首都）を経由し大西洋へ抜けていった。

鉄道に沿った流行拡大はまさに風のような速さだった。大西洋からわずか二〇〇キロほど内陸に入ったところにあるキンシャサやブラザビルのインフルエンザが、大西洋沿岸からではなく、ケープタウンから鉄道と河川に沿ってアフリカ大陸を縦断し持ち込まれたと

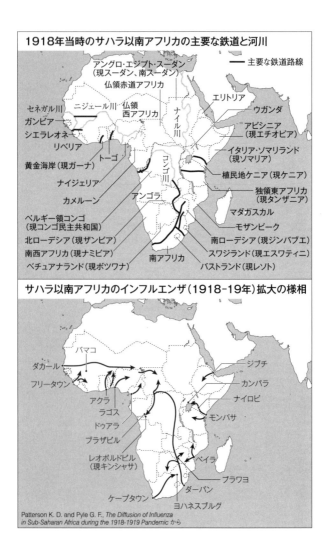

1918年当時のサハラ以南アフリカの主要な鉄道と河川

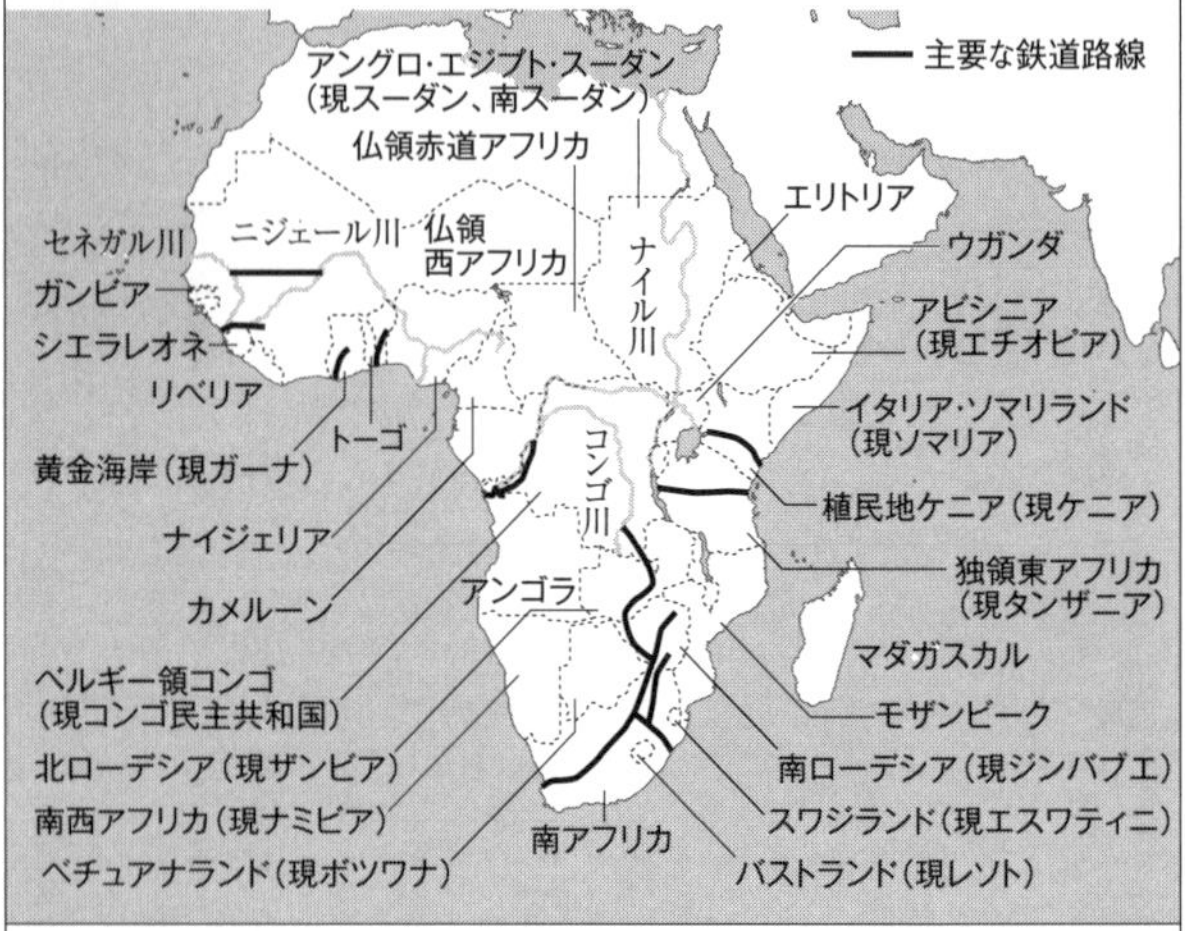

サハラ以南アフリカのインフルエンザ（1918-19年）拡大の様相

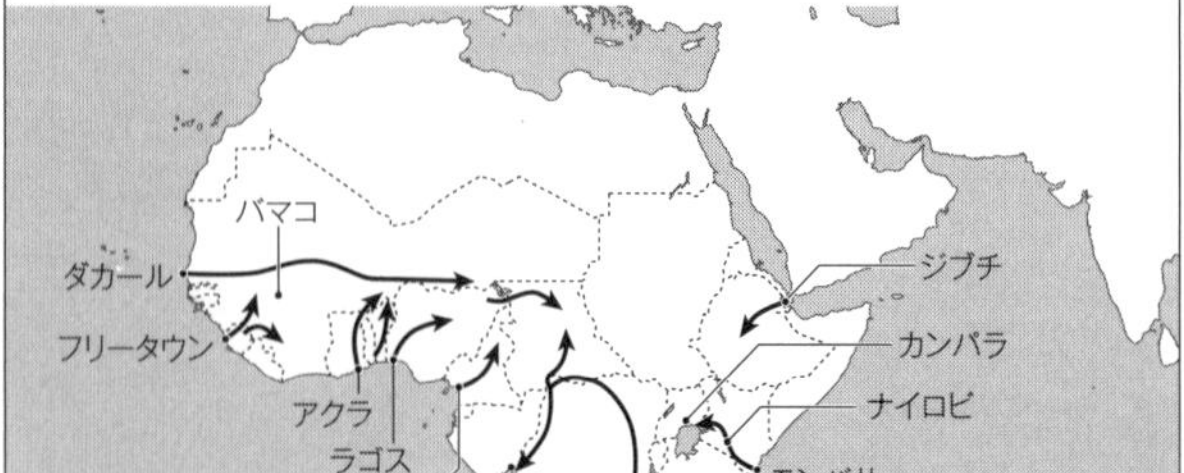

Patterson K. D. and Pyle G. F., *The Diffusion of Influenza in Sub-Saharan Africa during the 1918-1919 Pandemic* から

いう事実は興味深い。当時の鉄道と河川という交通システムがアフリカ大陸におけるインフルエンザ流行に与えた影響の大きさを見せつけられた思いがする。およその距離と時間を計算すると、インフルエンザは数千キロにおよぶ行程を約二カ月で駆け抜けたことになる。

筆者は一九九九年から二〇〇〇年にかけて、一九一八年当時南ローデシアと呼ばれていたジンバブエに赴任していたことがある。ある時、どうしても飛行機の予約が取れず、それでも南アフリカ・ダーバンで開催された学会（アフリカ大陸で初めて開催された国際エイズ学会）へ出席するために、ヨハネスブルグからダーバンまでの約八〇〇キロを車で走り抜ける経験をした。

いまでも、眼前に広大な大地が広がり、道の傍らに花が咲き乱れていた当時の光景が目に浮かぶ。あの美しい土地を一〇〇年ほど前にインフルエンザが駆け抜けていた。そう思うと感慨以上の思いがする。

西アフリカや南アフリカと異なり、東アフリカへは、インドから海を越えて流行が広がった。一九一八年九月下旬から一〇月上旬にかけてボンベイ（現ムンバイ）からモンバサ（ケニア第二の都市）へ到着した船、もしくはタンザニアの沖に浮かぶザンジバル（現タンザニア連合共和国）に到着した船によってインフルエンザは、東アフリカに持ち込まれたと考えられている。東アフリカ海岸部に到着したインフルエンザは、モンバサ―ナイロビ鉄道によってナイロビへ、さらにカンパラまで続くウガンダ鉄道によってさらに内陸部へと運ばれていった。ここでも当時の植民地政策を支えた鉄道が大きな役割を果たした。

最も大きな被害を受けた国

スペイン風邪の最も大きな被害を受けた国はインドであった。二〇〇二年に発表されたジョンソンとミュラーの論文によれば、この時のインフルエンザで、インドだけで一八五〇万人が死亡したという。

「インフルエンザによって亡くなった人たちの死骸が何百体と川の水面に浮かんだ」とアメリカからやってきた宣教師は当時のようすを故郷へ書き送った。

インドでそこまで多くの死者が出たのは、インフルエンザ流行に飢饉が追い討ちをかけたからだった。飢饉によって引き起こされた栄養失調がインフルエンザに対する抵抗力を低下させた。

一方、インフルエンザが二〇歳代の成人に被害をもたらしたことが社会全体としての労働生産性の低下に拍車をかけ、ますます飢饉を深刻化させた。インフルエンザと飢饉の負

スペイン風邪(1918−19年)による推計死亡者数

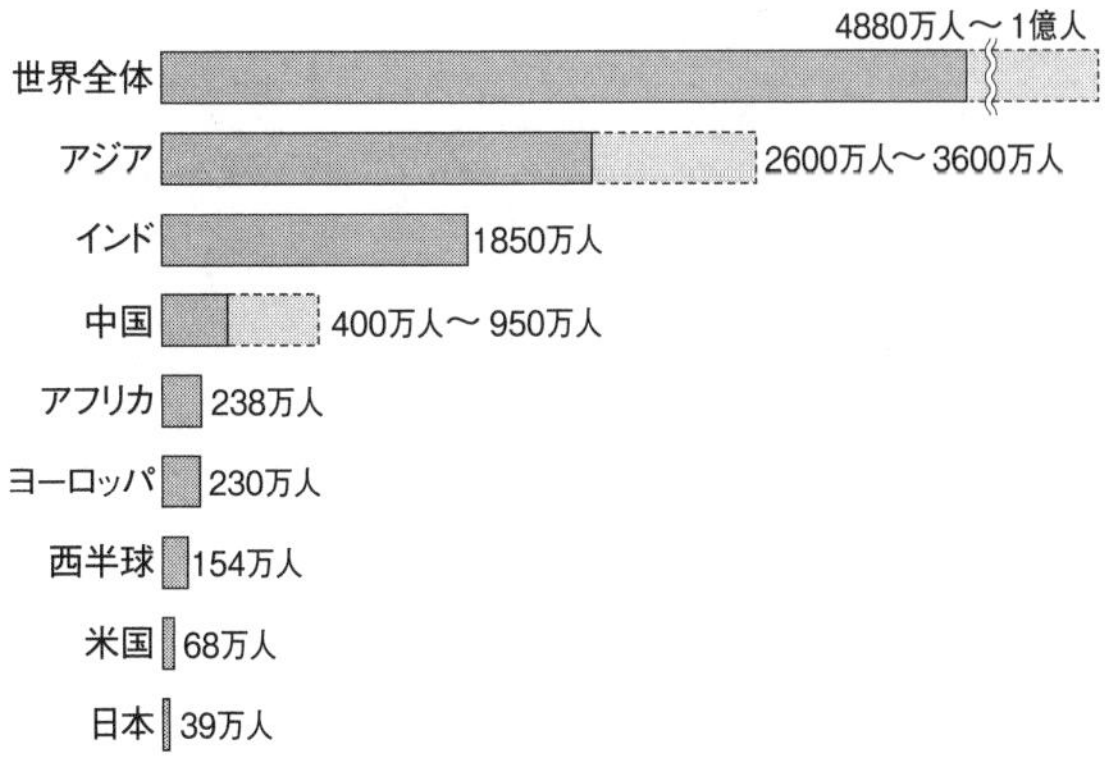

出典:Johnson & Mueller(2002)改変

の連鎖が、大きな被害をインドにもたらした。インドの穀物生産量は五分の一に低下し、食糧価格は数倍にも高騰した。さらにいえば、戦時下にあったイギリスへの穀物輸出がこうした悪循環を固定化させた。

第一次世界大戦は、アフリカ大陸だけでなくインドにも影響を与えた。それは決してヨーロッパだけで戦われた戦争ではなかった。世界中が否応なくその影響下に巻き込まれた戦争であったことが、こうした事実からもうかがえる。

地方に暮らしていた人々はボンベイをはじめとする大都市のスラムへ流入し、難民の流入を受けて膨張したスラムはインフルエンザによって徹底的に破壊された。

貧困層におけるインフルエンザ死亡率は

当時同じ地域に暮らしていた裕福なインド人、ヨーロッパ人の一〇倍にも達した。栄養失調、密集した居住空間、合併症である細菌性肺炎の蔓延が、高い死亡率の原因となった。

飛沫感染するインフルエンザのような感染症でさえ、貧富の格差が見られることに驚く。同時に、感染症対策を考える上で、貧しい人々は常に病気に対して脆弱であること、いつもそのことを忘れてはならない。

一九七六年、アメリカの教訓

スペイン風邪が収束した後にも、これまでに二回、新型インフルエンザのパンデミックがあった。一九五七年に始まった「アジア風邪」と一九六八年の「香港風邪」である。スペイン風邪に比較して、どちらも流行は穏やかなものであった。

アジア風邪は、病原体としてのインフルエンザウイルスが発見された後、私たちが認知した初めてのインフルエンザのパンデミックとなった。世界で初めてヒトインフルエンザウイルスが分離されたのは、一九二二年のことだった。

香港風邪の時には、原因ウイルスが分離されて二カ月でワクチン生産が開始された。しかし、世界全体で二〇〇〇万人分のワクチンしか供給されず、世界人口に対するワクチン供給能力という点においては充分といえるものではなかった。流行が穏やかだったことが、ワクチンの生産量が拡大しなかった理由の一つであった。しかしそのために、世界規模でのインフルエンザワクチンの生産能力拡充の機会を失ったことも確かである。

香港風邪（一九六八〜六九年）の流行が収束した後の一九七六年、アメリカで起こった出来事についても少し触れたい。そこから、多くを学ぶことができる。

一九七六年二月一三日付の『ニューヨーク・タイムズ』に一つの記事が掲載された。記事には、インフルエンザの世界的流行が近く起こるかもしれないこと、それに対して関係者は準備する必要があることが、署名入りで書かれていた。

一方、新聞にその記事が掲載されたまさにその日、ジョージア州アトランタにある米国疾病予防管理センター（ＣＤＣ）の担当官たちは、一つの検査結果について議論を重ねていた。

話は少し遡るが、ニュージャージー州フォートディックスの陸軍キャンプで一人の新兵が死亡し、何人かの新兵が入院するという出来事が起きていた。原因としてインフルエンザが疑われた。ニュージャージー州の公衆衛生担当者は新兵たちの検体をＣＤＣに送付し検査を依頼した。ＣＤＣで行われた検体検査の結果は、この新兵たちがブタ由来のインフルエンザウイルスに感染していたことを示唆するものであった。さらに詳しい検査が行われた結果、一つの事実が明らかとなった。

分離されたウイルスは、一九一八年から一九年にかけて世界的に流行したインフルエンザの変異ウイルスである可能性が示唆されたのである。その発表に「スペイン風邪の再来か」と、アメリカ社会は騒然となった。

そうした社会不安に追い討ちをかける出来事がフィラデルフィアで起きた。一九七六年七月、フィラデルフィアのベルビュー・ストラットフォード・ホテルで開催された在郷軍人会での、謎の感染症の流行である。発病者二二五人、死者三四人を出したこの感染症は、症状の類似性から当初インフルエンザの集団感染であると考えられた。全米中で不安の声が沸き起こった。

CDCは、新型インフルエンザによる死亡者が全米で一〇〇万人を超える恐れがあると発表し、ワクチン開発と接種計画を実施する必要があると訴えた。

勧告を受けた時のアメリカ大統領ジェラルド・R・フォードは、議会にインフルエンザ対策のための緊急予算案を提出した。当時の金額で一〇〇万ドルを超える予算の承認は難航したが、それでも大統領の強いイニシアティブのもと、予算案は議会を通過した。

ワクチン接種計画が実行されることになり、一億人分のワクチンが生産され、全米各地で接種が行われた。ところが、ここにきて事態は予期せぬ方向へ動いていく。不思議なことに、「スペイン風邪の再来か」と考えられたインフルエンザは、フォートディックスでの患者発生以降、その姿を消した。それればかりか、ワクチン接種者に副作用と思われるギランバレー症候群が多発する事態さえ発生した。

ギランバレー症候群とは運動神経が障害されることによって四肢の麻痺を来す病気である。約三分の二の患者は発病の一、二週間前に風邪様症状や下痢を来すことが多い。症状は手足の麻痺から始まり徐々に重症化していく。原因としては、細菌やウイルスに感染した際に誘導される抗体が、自己抗体として働く自己免疫疾患である可能性が疑われている。

すでに四〇〇〇万人もの国民がワクチンを接種していた。最終的には五〇〇人を超えるギランバレー症候群の患者を出した。ワクチン接種は翌年の三月、正式に中止された。

フィラデルフィアで起きた謎の感染症も、その後、新型インフルエンザによるものではなく、レジオネラ菌感染（乳幼児や高齢者など、免疫が低下している人がかかりやすく、肺炎などの症状を起こす）によるものであったことが判明した。在郷軍人会の会場で流行が起こったため、この感染症は後に「在郷軍人病」と呼ばれることになる。

一連の出来事は、政治と科学を考える上で、私たちに多くの示唆を与える。これを政治上の失敗と受け取るか、いくつかの判断の間違いはあったものの正しい判断であったと考えるかは、未だ議論が分かれる。

まず、「一〇〇万人が死亡する」「流行はジェット機並みに速い」といった意見が諮問委員会のメンバーのなかで主流になり、「確率はゼロではない」という意見は、積極的に「あり得る」という意見に集約されていった。幾人かのメンバーは、内心では「そうでない」と思いながらも、である。進言を受けた政府高官は、それを「頭に突きつけられた銃」と表現した。大惨事が予想されるなか何もしなかった、と批判されることを考えれば、政治的には他に選択肢はなかったというのである。

一方で政策は、経済や政策の副作用を考慮して決定されなくてはならない。科学者と科学の素人である意思決定者との関係の難しさと危うさを教えてくれる出来事である。

過去の流行からの教訓

過去の新型インフルエンザ流行の歴史から学ぶべき教訓とは何だろうか。

第一は、流行の全容を正確に予測するのは、特に初期段階においては難しい。過去の流行を見ても、症状の重篤性、致死率、流行拡大の様相はそれぞれの場合で大きく異なる。

第二に、流行のあり方は、それぞれの流行で異なるにもかかわらず、ひとたび流行が始まると、患者発生は数週間以内に指数関数的に増加すること。そうした急激な患者数の増加は、既存の医療機関の患者受け入れ能力をはるかに上回るものとなる可能性が高い。

第三に、流行は何回かの波に分かれて社会を襲うこと。流行の第一波で影響を受けなかった人々や地域は、第二波の流行によってより大きな被害を受ける可能性がある。こうした事実はスペイン風邪（一九一八～一九年）、アジア風邪（一九五七～五八年）の流行の際にも確認されている。

第四に、流行はアジアのどこかで発生し、世界に広がっていく可能性が高いこと。スペイン風邪に関しては議論があるが、その他の新型インフルエンザに関していえば、誕生の地はアジアであった。なかでも中国南部が新型インフルエンザ誕生の地となった。ヒトとニワトリ、ブタといった家畜が近接して暮らす、この地域の生態系が新型インフルエンザの誕生に適していたとも指摘されている。

第五に、集会の禁止や休校といった公衆衛生学的対策は、流行拡大を遅延させることはできても、拡大そのものを止めることはできなかったこと。また検疫も一部の例外を除いて、過去の流行拡大にほとんど影響を与えなかった。しかし一方で、公衆衛生学的対策によって流行拡大の速度を遅延させることができれば、いくつかの点において大きな利益が社会にもたらされることも確かである。

その一つに、医療機関を受診する患者数を平均化することで、医療システムの破綻を防ぐことができる。また、ワクチンの開発が開始されてから実際にワクチンが接種されるまでには数カ月という時間が必要だといわれているが、その時間を稼ぐことができる。さらに、流行速度の遅延は、弱毒ウイルスの選択圧としても働く。

最後の教訓は——一九七六年のアメリカでの出来事から読者自身が考えてほしい。新型コロナ対策を考える上でも示唆的である。

何がエイズを広めたか

それは、現在のコンゴ民主共和国と中央アフリカ共和国国境あたりで、チンパンジーから感染した一人のヒトから始まった。

近年の分子生物学の進歩は、遺伝子配列を用いた系統解析と分子時計という概念の導入により、ウイルスの起源とその時期を明らかにする。それによれば、現在、世界中に広がり、その過程で八〇〇〇万人が感染し、約四〇〇〇万人の命を奪ったエイズウイルス（HIV）は、一九二一年頃に、ツェゴチンパンジーの免疫不全ウイルスに由来する可能性が極めて高い。時期に関してはそれでも、前後一年ほどの誤差が残る。

なぜ、中部アフリカだったのか。

理由は、そこに宿主である霊長類（チンパンジー）が居住していたからというほかない。チンパンジーは居住地拘束性の高い霊長類である。生涯を二〇～五〇平方キロメートルの範囲で暮らす。さらにいえば、ヒトを除く霊長類は泳ぎがうまくない。したがって、川が居住地に対する自然の境界になる。ツェゴチンパンジーの生息域は、カメルーンのサナガ川の南から東にウバンギ川からコンゴ川へ至る、それほど大きくない地域に限定されていた。

二〇世紀前半のチンパンジーの生息数は、現在より多かった。チンパンジーの生存を脅かすヒトの活動が現在に比較して少なかったからだ。しかし二〇世紀後半に入り、森林の伐採や耕作地の拡大によるチンパンジーの居住地の破壊、医学実験に使用するための捕獲によって、その生息数は大きく減少した。

チンパンジーは、生まれてから最初の五年間を母親に依存して暮らす。青年期に入ると次第に自立して一二～一三歳で性的に成熟する。チンパンジーは性的には乱交的で、性的活動期には、成体メスの陰門が発熱、発汗し、それがオスを引きつける。交尾は素早く、六頭のオスが一〇分間に一頭のメスと交尾したという記録も残る。

一方、一頭のオスとメスで排他的関係を結び、新婚旅行に出かける場合があることも知られている。新婚旅行は通常一～二週間ほど続き、その間、一日に多い場合は五回も性交する。こうした習性は、性交渉を介して伝播する病原体がひとたび集団に持ち込まれると、集団外へは広がらないかもしれないが、集団内では容易に広がることを示す。

ヒトと同様にチンパンジー社会も時に感染症の流行に見舞われる。ゴンベ国立公園は、タンザニアの北西部、ブルンジとの国境に近い、タンガニーカ湖畔に位置するが、その国立公園で、ヒト社会での流行に引き続きチンパンジー社会でポリオが流行したことがある。その結果、六頭のチンパンジーが死亡し、別の六頭に恒久的障害が残った。同じくタンザニアのマハレ国立公園では、一九九三〜九四年にかけて、咳、鼻水、喘鳴《ぜんめい》症状を示すインフルエンザ様疾患が流行し、少なくとも一二頭（推定も含めると一九頭）が死亡した。

こうした事例は、群れで暮らすチンパンジーの特性を反映しているとともに、チンパンジーの生物学的特性（ヒトのそれとよく似ている）の故であろうが、ヒトの病原体（麻疹ウイルスやインフルエンザウイルス、ポリオウイルスなど）がチンパンジーにも容易に感染し、集団中に広がるという事実を示す。そしてそれはまた逆も真で、チンパンジーの病原体はヒトへも容易に感染する。そして、遺伝子配列を標的とした系統解析は、ツェゴチンパンジーの免疫不全ウイルスが、ヒト免疫不全ウイルスの起源であることを、あらゆる方向から支持するのである。

では、エイズウイルスの由来がツェゴチンパンジーにあるとして、それがいつヒト社会に持ち込まれ、どのように広がっていったのだろうか。

その前に、一九二一年頃の中部アフリカのようすを少し見てみよう。

フランス植民地政府が、同地域でのベルギー所有の鉄道への依存を避けるために、ブラザビルからポワントノワール間の鉄道（コンゴ・オセアン鉄道）敷設に着手したのは一九二一年。九二の鉄橋と、長いもので一・五キロメートルに及ぶ一二のトンネルを備えた、全長五一一キロメートルに及ぶ鉄道が完成したのは、一九三四年だった。

建設中、ブラザビルやポワントノワール近郊での作業は特に大きな問題もなく進んだが、途中、熱帯雨林が広がるマヨンベ地域での工事は悪夢に近いものになった。そこは人口密度が低く、労働者を他地域から移動させざるを得なかった。過密で不衛生な居住環境での生活を労働者たちは強いられた。

この時の状況は、スペイン風邪当時のヨーロッパ西部戦線に酷似していた。合わせて一二万七二五〇人もの成人男性が労働力として徴発された。男たちは泥のレンガでできた小屋で、一部屋に五〇～六〇人が暮らした。それは感染症流行に格好の土壌を提供することとなる。多くの人が感染症で亡くなり、多くの人が過酷な環境から逃亡した。

フランス政府は状況を改善するために、調査団を送り、仏領アフリカ植民地政府に生活環境改善のための指示を行った。賃金は上昇し、医療は改善され、そして女性の居住地への訪問も許可された。しかし、賃金の上昇と女性の訪問が結果として、売春を生み、それを地域に広げた。

これは当時、多くのアフリカ植民地で見られたことの一つの例に過ぎない。鉄道建設だけでなく、当時のアフリカでは都市の建設、大規模農園の開発でも同じような状況が見られた。特に都市での売春は、それまでのアフリカでは見られない規模での性産業の興隆を生み出した。そうした状況がエイズ流行を広げる要因となった。そして逆説的で皮肉なことだが、植民地で提供された医療も感染症拡大を後押しする。

医療がもたらした感染拡大

一九二一年当時、アフリカ大陸を植民地化していたヨーロッパ諸国は、熱帯病の流行に苦慮していた。アフリカ・トリパノソーマ症（眠り病）や、梅毒、フランベジア（イチゴ腫）などである。フランベジアとは、スピロヘータ（細菌）の一属であるトレポネーマ属細菌によって引き起こされる病気で、森林や海岸部など高温多湿で衛生環境の悪い地域で多く見られる。潜伏期間は三〜四週間で、通常、下肢の無痛性の潰瘍で始まる。第二期はそれが大きくなり、表面が裂果する。そのようすがスコットランドに自生する木イチゴに似ていることから、イチゴ腫とも呼ばれる。最終的には、有痛性の骨膜炎や骨炎を生じ、骨破壊にいたる。アフリカでは、大きな健康上の問題であったたし、いまも問題として残る。

現在フランベジアの治療には、マクロライド系抗生物質であるアジスロマイシンやペニシリンが第一選択薬となっているが、ペニシリンが実用化され普及する一九〇〇年代半ばまでは、ヒ素系薬物が用いられた。さらにいえば、アフリカ・トリパノソーマ症に対する第一選択薬もヒ素系薬物であった。人類初めての化学療法剤として、一九二〇年代、三〇年代を通じてヒ素系薬物の一種であるアトキシルの皮下注射はアフリカ植民地で広く行われた。その多くは善意の医療行為として行われ、一定程度以上の効果もあった。より効果的な投与法として、経口より注射による投与が採用された。

最盛期の一九二七年から二八年には、カメルーンだけで、九〇〇〇キログラムに及ぶアトキシルが消費された。それは、一〇〇万回の注射量に相当した。移動診療班は、全国を巡回しながら注射をして回った。皮肉にも、その時の注射の回し打ちがウイルスを広げた。

ザイール（現コンゴ民主共和国）の首都キンシャサにある病院の医師は、一九七〇年以降、現在から考えればエイズに違いないという症例を幾つも経験したという。感染から発症までの潜伏期間を考えれば、一九六〇年代半ばには、アフリカ大陸でエイズがある規模で流行していた可能性は高い。

その後エイズウイルスは、カリブ海へと運ばれる。

大西洋を越えたウイルス

一八八五年のアフリカ分割に関するベルリン会議で、ベルギーによる領有が認められたコンゴ自由国がその後幾多の変遷を経て独立に至ったのは、一九六〇年六月三〇日のことだった。同日行われた独立式典においてベルギー国王ボードゥアンが行った演説は、私領地としてコンゴ自由国を創設した祖父の叔父レオポルド二世を賞賛した上で、コンゴ独立をベルギーによる「文明化の集大成」と賛辞した。

続いて演説をしたコンゴ民主共和国の初代大統領のジョゼフ・カサブブは独立を承認したベルギーに対し感謝の意を表したが、その後に演説を行った初代首相のパトリス・ルムンバは、ベルギーによる植民地支配を「屈辱的な奴隷制度」であったと徹底的に糾弾した。それは、その後長く続くコンゴ混乱の幕開けを予感させるものであった。

そして歴史の軌跡はその通りになった。ルムンバを首班とするコンゴ政府とベルギー政府は徹底的に対立する。そうした対立は、東西冷戦体制下で複雑なものとなった。詳しい事情は省くが、豊富な鉱物資源を埋蔵する南部カタンガ州が独立を宣言し、九月には、軍トップであったモブツのクーデターによって、ルムンバ政権は打倒される。ルムンバは、逮捕、投獄され、最後は惨殺された。モブツによる新たな政権が生まれたが、混乱は、その後も長く続いた。それまで、行政官や教師、医師として滞在していたベルギー人の多くは国を去った。

そうした人材需給のギャップを埋めるために、多くのハイチ人エリートたちが雇用された。こうしたハイチ人たちは、母国での独裁恐怖政治に苦しんでいたし、一方で彼らは黒人であり、フランス語を公用語とするといった利点もあった。何百人ものハイチ人がユネスコに雇用された教師、あるいはWHOに雇用された医師として、多くは単身でコンゴへ渡った。そのうちの一人が、ウイルスを母国へ持ち帰った。可能性の高いシナリオである。

国際的な血液貿易

大西洋を越えたウイルスは、アメリカの目と鼻の先にあるハイチでエイズの爆発的流行を引き起こした。それを駆動したのが、売血に頼った輸血制度であり、それをアメリカへと輸出したのが、国際的な血液貿易だったということになる。

ハイチの首都ポルトープランスに民間血液センター「ヘモ・カリビアン」が設立されたのは、一九七〇年代初頭だった。設立当初一日三〇〇人程度だった献血者は、数年以内に、八〇〇人を超えた。血液センターは朝六時から夜一〇時まで、週六日稼働した。

献血者は貧しい国の最も貧しい人々であった。大半は読み書きさえできなかった。そうした彼らは、週に一度血液センターを訪れた。一回の献血に対して、三〜五ドルが支払われた。献血からは血漿だけが集められた。血漿成分を除いた赤血球は、次の献血を行いやすくするために献血者に戻された。そうした状況から、血液センターを「血漿牧場」と呼んだ人さえいた。

集められた血漿は、凍結血漿としてアメリカへ輸出され、アメリカでは三五ドルで取引された。ハイチの血液センターが稼働したのは、わずかに二年ほどだったが、この時すでにハイチにウイルスが持ち込まれて数年が経っていた。

エイズの起源とパンデミックは、アフリカの植民地化、植民地で行われた医療、貧困、売血、売春、そして、血液貿易を通して世界各地で広がった。まさに文明の裏面史を追うようにウイルスはヒト社会に出現し、蔓延していったのである。

歴史記述の視点

ここまでの話は、残された資料の多くがヨーロッパやアメリカのものであるという制約から、その多くは、欧米からの視点となっている。しかしそれは、アフリカの視点を無視してもいいということとは異なる。

アフリカ大陸における欧米の歴史的記述は、ヨーロッパのアフリカ進出をアフリカの歴史の出発点として記述し、それ以降のさまざまなことを発見と記述してきた。それは、彼らによる新大陸の発見についても同じである。

しかしそれは傲慢な歴史の見方で、少なくとも欧米中心主義以外の何物でもない。歴史を記述する際、視点はどこに置かれ、何を見ているのか、そのことに常に注意深くありたい。そしてそれは、構造主義の主張にもつながる。

構造主義の視点

構造主義の視点をひとことでいうのは容易ではない。しかし、あえていえば、私たち人間はだれしもある時代のある地域のある集団に属していて、そうした所与の条件が私たちの物の見方、感じ方、考え方、それは歴史でいえば、視点を規定しているということになる。つまり、「私」という存在は、自ら考え、感じている一方で、「考えさせられ」また「感じさせられて」いる存在でもある。

そこから演繹されるものは、私たちが自律的かつ主体的に考えたと思っていることでさえ、それは、時代や社会や帰属集団の影響を色濃く受けた限定的なものでしかないということであり、さらに、そうした諸条件のなかで、自らが帰属する社会が、排除してしまったものの見方からは、（意識的か無意識かは別として）私たちは歴史を見ることはできないことを意味する。

構造主義は、フェルディナン・ド・ソシュールの言語学の影響などを受けて、一九六〇年代に人類学者のクロード・レヴィ＝ストロースによって普及した思想である。フランスでは、構造主義以降を現代思想とし、代表的思想家には、レヴィ＝ストロースの他に、ルイ・アルチュセール、ジャック・ラカン、ミシェル・フーコー、ロラン・バルトなどがいる（本人は構造主義者だと思ったことはなく、構造主義を批判したといっている人もいる）。レヴィ＝ストロースの『悲しき熱帯』の最後は「世界は人間なしに始まったし、人間なしに終わるだろう」とある。その上で「ともあれ、私は存在する」と書かれている。人間の自然や世界に対する傲慢さへの警鐘である。

繰り返してはならないこと

感染症の原因が病原体にあることを人類が知ったのは、一九世紀後半のことだった。それ以前は、病気の原因は、悪い空気（瘴気）や天体の運行などにあると信じられていた。さらに古くは神の罰だと。

それでも、そうした病気の一部は、少なくとも現象として動物からヒトへ、あるいは人から人へと「伝《うつ》る」と、知られていた。一四世紀のペスト流行の際には、屋敷を閉ざして身を守ろうと考える人も現れ、検疫法が定められたりもした。一三七四年にはイタリアの都市レッジョ・エミリアで隔離政策が採用され、一三七七年には、ラグーサ（現クロアチア・ドゥブロブニク）において、検疫法が制定された。羊皮紙にラテン語で書かれた検疫法の原典は現在も残る。

「疫病流行地から来たる人は、セント・マーク島で一カ月を過ごさない限り、ラグーサに入ることを許さず。……感染防止のために」

一方でその時隔離が実施されたイタリアの都市では、ペスト患者は、治療を受けることもなく町外れに遺棄された。生命の帰趨は、神の手に委ねられ、許可なく患者に接したものは財産を没収され、その身は火あぶりに処せられた。患者の家の玄関に赤い×印が付けられた。そこに患者がいることを知らせ、同時にその家を封鎖する習慣は、ヨーロッパ中に広まった。

こうした対策が、当時、効果を上げたか否かは議論が残る。一方で、こうした対策は、幾つかの重要かつ深刻な倫理的問題をもたらした。第一に、隔離の名の下に、ペスト患者が遺棄されたこと。ペスト患者だけでなく、ハンセン病患者も同様に遺棄された。患者遺棄は、歴史上、さまざまな場面で見られたが、隔離という政策はそうした行為に法的根拠を与えた。

異なる人、自分とは違う人を排除しようという行為は、災害や感染症流行といった非日常的状況のなかで、日常のように行われてきた。そのことを忘れるべきでない。悪いことに、そうした行為は、しばしば社会的立場の弱い人々、あるいは少数者に向けられる。一四世紀のペスト流行では、ユダヤ人が排除の対象となった。

偏見や差別による悲劇

一四世紀ペスト流行期における最初のユダヤ人大量虐殺は、一三四八年九月、スイスのジュネーブで起きた。それは、あたかもペスト流行が広がっていくかのように、ヨーロッパ全土へと拡大した。

ユダヤ人が井戸に毒を投げ入れたという風評がユダヤ人迫害の直接的理由とされたが、豊かなユダヤ人に対する嫉妬や、イエスの死に責任があるユダヤ人に対する反感が、長く、深くキリスト教徒たちの間に蓄積していたともいう。

住民たちは、死刑執行人にこぞって志願した。ユダヤ人居住区が襲われ、ユダヤ人は火あぶりにされ、処刑された。ドイツでは、処刑されたユダヤ人はワイン樽に詰められ、ライン川の川底に沈められ、財産は没収された。改宗の強制もあった。異教徒であることが迫害を正当化した。

ユダヤ人を保護しようとした人もいなかったわけではなかった。しかし、そうした行為は、そうした人々への攻撃の口実として用いられた。多くの人が自らの命をその代償とした。当初はユダヤ人への迫害に批判的であった人々も、やがて、そうした光景に慣れていった。

傍観は正当化された。それは、ドイツ、ナチス政権下でも見られた日常風景だった。ユダヤ人だけではない。貧しい住民やハンセン病患者の多くも迫害を受けた。ユダヤ人に向けられた迫害は、自らと異なると考える社会的弱者へも及ぶことになった。

この時に、ユダヤ人迫害や貧しい人々の迫害に加担した人々は特別な人ではなかった。ペストという厄災がなければ、どこにでもいる善良な人々であった。そうした人々までが、それまで隣人であった人の迫害に積極的に参加する。そこに、偏見や差別の恐ろしさがある。

歴史に何を学ぶか

イギリスの外交官で政治学者、また歴史家でもありロシア革命史を研究したエドワード・ハレット・カーは、著書『歴史とは何か』（岩波新書）のなかで、「歴史とは、現在と過去との間の尽きることを知らぬ対話なのであります」と述べている。私たちは、その対話を通して、未来に対する可能な選択肢を学ぶ。

農業史を専門にする京都大学人文研究所准教授の藤原辰史は、以下のように言う。

「歴史研究者は、発見した史料を自分や出版社や国家にとって都合のよい解釈や大きな希望の物語に落とし込む心的傾向を捨てる能力を持っている。そうして、虚心坦懐に史料を読む技術を徹底的に叩き込まれてきた。その訓練は、過去に起こった類似の現象を参考にして、人間がすがりたくなる希望を冷徹に選別することを可能にするだろう。科学万能主義とも道徳主義とも無縁だ」

その上で、歴史は私たちに、現在を生きる手がかりを与えてくれると述べる。深い共感を覚える。

最後に、現在は、現在の状態だけからでは説明できないという考え方がある。過去の出来事が、長期的に、国や集団や地域の現在に影響を与えるとすれば、それは歴史を学ぶ意味となるだろう。未来のために、過去を学び、現在を研究するということであろう。

第4章　日本史のなかの感染症

『日本書紀』に見る疫病

日本においても感染症については、さまざまな歴史書に記されている。ここでは、感染症が日本でどのように記述されてきたかを振り返る。

奈良時代に成立した歴史書で、日本に伝存する最古の正史である『日本書紀』には、「えやみ」や「えのやまい」として疫病流行の記述が見られる。『日本書紀』は全三〇巻あり、漢文で書かれ、年代が順を追って記述された編年体である。神代から持統天皇までを書き、七二〇年に完成した。『天皇記』『国記』など、『日本書紀』より古い史書もあるが、乙巳《いっし》の変（中大兄皇子らが蘇我入鹿を暗殺し、「大化の改新」の端緒となった事件）で焼失した。

日本における疫病の最初の記録は、崇神五（前五三）年だという。国内に疫病が多く、民の半数以上が亡くなったという。次に『日本書紀』に疫病の記述が見られるのは、欽明天皇七（五四六）年となる。すでにこの頃の日本には、疫病流行があったことが、記録からうかがえる。

疫病は、役病とも記述され、時気《ときのけ》とも呼ばれた。時が不順になると病が起きると古の人々が考えたからだ。

病気は天体の運行不順によると考えたヨーロッパ人や中国人と同じ発想である。病が流行すると、天に向けて、祈禱を捧げる。その習慣は世界各地で見られた。日本も例外ではなかった。

疫病と仏教公伝

日本での疫病は、仏教とともにもたらされたといわれる。仏教は、公伝以前にも私的な信仰としては伝来していた。一方、国家間の公的行事としての仏教は、欽明天皇期に、百済から伝わったとされる。『日本書紀』によれば、仏教公伝は欽明天皇一三（五五二）年となっているが、現在では、五三八年が有力とされる。仏教公伝が五三八年であれば、欽明天皇七年の疫病流行を数年遡る。これが仏教とともに疫病が大陸からもたらされたという通説の基となった。

一方、この時期の『日本書紀』には初めて「瘡」という文字が見える。天然痘がもたらされたのは、この時期であった可能性が高い。天然痘は、感染者のほぼ全員が発病し、特徴的な全身の発疹を見る。感染しても発病しない不顕性感染はなく、すなわち、流行が起これば《ママ》それを見間違うことはない。
こうした天然痘の感染症としての特徴が、一九七〇年代の天然痘根絶を可能とした。

天然痘が大仏建立を促した

稲作、漢字、仏教、法律と多くを日本は中国から取り入れた。そうした交流を通して感染症も持ち込まれた。天然痘は、その代表でもある。

平安時代の歴史書『続日本紀』は、天平七（七三五）年に九州・大宰府で天然痘と思われる感染症の発生を伝える。遣唐使や遣新羅使で往来のあった中国大陸、朝鮮半島から伝播した。その後、都のあった平城京でも流行し、政権中枢を担う貴族が病に倒れて朝廷は一時機能不全に陥る。国内の死者は全人口の四分の一～三分の一にも及んだ。

当時日本の人口は四〇〇〇万人ほどだ。一〇〇〇万～一五〇〇万人が亡くなったという推計もある。こうした天然痘の流行は、天然痘自身が日本ではまだ風土病的に流行していなかったということの傍証にもなる。いずれにしても、天然痘は大陸との往来によって断続的に日本国内に持ち込まれ、その都度、大流行を繰り返していたと考えられる。

そうした状況が、奈良時代に入ると変わる。

天平年間（七二九～七四九）は天然痘が多発した時代であった。聖武天皇（在位七二四～

七四九年）はその収束を願って仏教への帰依を強め、それが日本における仏教の広がりにつながった。

天平一三（七四一）年に、国分寺建立の詔を、天平一五（七四三）年に東大寺とその大仏（盧遮那仏）建立の詔を出す。天然痘の平癒を願って聖武天皇が建造を命じた。東大寺大仏の開眼は七五二年であることから、完成までには、約一〇年の歳月を要したことになる。

余談になるが、大仏に金メッキを施す際に使った水銀が、平城京を汚染し、遷都の原因になったと考える研究者もいる。この時は、金を水銀に混ぜて大仏表面に塗り、炭火の熱で、沸点の低い水銀だけを蒸発させ、金を残すアマルガム法と呼ばれるメッキ法が用いられた。使用された水銀は五〇トンに及んだという。感染症とは異なるが、それが平城京に広がれば、被害は相当なものだったに違いない。

天然痘はその後何度も流行するが、一〇世紀以降は一度に多くの犠牲者を出すことはなくなり、一種の風土病として定着する。免疫学的にいえば、日本人の多くが、この時期までに天然痘に対する免疫を獲得したことを意味する。人口数百万人の集団が天然痘に対するある種の集団免疫獲得までに要した時間が、約二世紀だったということになる。これを短いと見るか、長いと見るか、評価は人によって分かれる。

短所さえも長所に見えることを意味する「あばたもえくぼ」という言葉がある。これは天然痘が治った跡（痘痕）すらエクボに見えるという意味であり、こんな成句ができたのも天然痘が日常化した証かもしれない。

日本のマラリア

日本にマラリアがいつから存在していたか、はっきりとした結論はない。現在のマラリアを表す「瘧《おこり》」の文字は、大宝律令のなかの「医疾令」に現れる。大宝律令は、大宝元（七〇一）年に制定された、律六巻、令一一巻からなる日本の律令である。医疾令は、一一巻ある令の一つである。その医疾令に記載があるとすれば、瘧はそれ以前に広く、その存在が知られていたことになる。

『源氏物語』の若紫の巻冒頭にも、瘧を病み、加持祈禱をしたが、効果はなかったとの記載が残る。若紫は、『源氏物語』五四帖の第五帖で、瘧を病んだ光源氏が北山で幼い紫の上を垣間見て以降、二条院に迎えるまでを描くが、光源氏が北山を訪れたのが、まさに、瘧の加持祈禱のためであった。

瘧を病んだと言われる歴史上の人物は何人かいる。最も有名なのは、武家として初めて太政大臣となった平清盛かもしれない。藤原定家による『明月記』によれば、高熱による昏睡の後、亡くなったとある。養和元（一一八一）年のことだ。また、九条兼実の日記『玉葉』には、突然発症し、激しい症状を起こす病気として記載されている。

『平家物語』巻六によると、この時の清盛が高熱を癒すために水風呂に入ると、水がおびただしく湧きあがり、ほどなく湯になったという。

それ以降も、瘧は日本各地で報告される。一方で、江戸時代頃になると、瘧は、それ以前ほどの重症化はしなかったという記載も増える。

安政のコレラ

日本における最初のコレラ流行は文政五（一八二二）年に起こった。感染経路は明らかでないが、朝鮮半島か琉球から九州に持ち込まれた可能性が高い。この時の流行は、九州から東海地方まで広がったが、箱根を越えることはなかった。箱根の関所で人の移動を制御できたことが、江戸という都市の水際対策となった。

安政五（一八五八）年五月二一日には、一隻のアメリカ船が上海から長崎に入港した。約一〇日後の六月二日、約二〇人の患者が発病した。症状はコレラに特有のものであった。コレラは、瞬く間に長崎市内に広がり、長崎からさらに中国、近畿、東海道へと拡大し、七月には江戸にまで到達した。

八月に流行はピークに達し、町は病人と死者で溢れた。その後コレラは東北方面に広がり、九月を迎えてようやく収束の兆しを見せる。

当時、人口六万人の都市長崎で約一六〇〇人の感染者と約八〇〇人の死亡者が、一〇〇万人都市であった江戸では三万人の死亡者が出たという。感染すると症状の進行が早く「コロリ」と死亡することから、当時の人々は、虎と狼と狸の字を当て「虎狼狸《コロリ》」という謎の動物、あるいは妖怪が原因だと考えた。

ニホンオオカミの頭蓋骨が、治療として効果があるという眷属《けんぞく》信仰が興り、それがニホンオオカミ絶滅の一因になったともいわれる。ちなみに、虎狼狸は、トラの頭部にオオカミの胴体、タヌキの巨大な睾丸を持つ妖怪として描かれる。

人間は、ある出来事を理解するために、原因の究明を試みるといわれる。心理学の用語でいえば、帰属過程である。原因を明らかにすることで、出来事を理解しようとする心性のことである。そう考えれば、コレラやペストの原因を「悪い空気＝瘴気」と考えたヨーロッパの人々と、それを「謎の動物」に求めた日本人、その自然観の違いは面白い。肥後国のアマビエにしてもそうだが、そこに日本古来のアニミズムの影響を見るのは筆者だけであろうか。

文久二（一八六二）年には、三回目のコレラ流行が起きる。こうしたコレラの流行は、当時の攘夷運動を刺激した。長崎では、外国人が井戸にコレラ菌を投げ込んだことが、流行の原因だとの流言も飛んだ。そして有効なコレラ対策をとれなかった幕府の威信は低下する。これが倒幕へつながる一つの流れとなった。

その教訓を踏まえ明治政府は、コレラ対策を重点的に行うが、明治一〇（一八七七）年、明治一二（一八七九）年、明治一九（一八八六）年と流行が起きる。

明治一〇年の流行は、中国の廈門《アモイ》を出発して長崎に入港した船の水夫によってもたらされた。航海途上で亡くなった水夫は、長崎の外国人墓地に埋葬された。その後、日本人水夫の一人が感染し、長崎から九州全土にコレラが広がる。この時、九州西南部で戦われていた西南戦争による兵士や物資の動員が、流行拡大に拍車をかけた。

西南戦争は、西郷隆盛を盟主にして起こった明治初期の士族による反乱で、日本国における最後の内戦として知られる。明治一〇年二月に始まるが、九月には鹿児島城山が陥落し、七カ月で政府に鎮圧されて終わる。この戦争に明治政府は、約六万人の兵力と、一九隻の艦船を投入した。

コレラ流行の構図は、一九一八年から一九年にかけてのスペイン風邪と同じである。前線や塹壕、宿舎で密集する兵士は感染症流行に格好の土壌を提供した。

状況が改善し、日本でコレラの脅威が収まってくるのは、一九二〇年代に入ってからとなる。毎年の患者数も一万人を切った。一方、第二次世界大戦後は、海外からの復員兵によって再びコレラが持ち込まれ、流行を見る。これが収束するには数年を要した。

ちなみに、第3章で触れた医師のジョン・スノウが活躍したロンドンのコレラは、一八五四年に起きた。一八五四年といえば、前年（嘉永六年）に、ペリーが来航し、二百有余年にわたり鎖国をしていた日本に開国を迫り、日米和親条約が締結された年である。これを皮切りに、イギリス、フランス、ロシア、オランダとも相次いで和親条約が結ばれ、一八五八（安政五）年には、これら五カ国と修好通商条約が締結される。その年に、日本中でコレラの大流行が起きたのであった。

二〇一〇年、ハイチでコレラが大流行した際に、医療支援に入ったことがある。その時は、感染者が七〇万人、死亡者が九〇〇〇人を超えた。現在、適切な治療を行えば、コレラの致死率が一パーセントを超えることはない。それ以上の致死率は治療に不備があることを示す。

命定めの麻疹

日本の麻疹流行は江戸時代になると、その流行が、現在の目から見ても認識できるようになる。興味深く、不思議なのは、江戸時代の日本の麻疹は、大人もかかるものであったこと。そして「命定め」であったことだ。

江戸時代の麻疹は、およそ二〇年間隔で流行した。江戸時代二六〇年間に一三回の麻疹の流行があった。この流行の状況は、フィジーや島嶼部における麻疹の流行を想起させる。江戸時代には、多くの人が麻疹によって失明したことも記録として残されている。

文久二（一八六二）年の麻疹は、二六年ぶりの流行で、多くの死者を出した。その数は江戸だけで一〇万人とも二〇万人とも推定される。コレラが麻疹と同時に流行したことがその原因だったともいわれる。多くの「はしか絵」が描かれ、日常生活や、食べて良いもの、悪いものなどが書き添えられた。

麻疹除の特効薬になるといわれた金柑は金一両にも高騰した。

国民病だった結核

天然痘と同じく、結核も中国から渡来人がもたらした。一～二世紀の弥生時代の古墳からは、結核に侵されて骨が変形する脊椎カリエスの人骨が発掘されている。

結核は多くの人命を奪ったが、最も悲劇的だったのは明治期、富国強兵の国策で設けられた紡績工場で働く女性たちだった。多くは地方の農村から集められ、苛烈な労働環境と過密な寮生活で衰弱し、免疫を持たない彼女たちの大半は数年で結核に倒れて田舎へ帰された。結核は全国へ広まり、特効薬としての抗生物質が見つかるまで、日本の死因第一位となる。

残された統計から、当時の結核感染状況のようすがわかる。明治以降、日本の結核死亡者数は増加を続け、昭和一八（一九四三）年に、一七万一四七四人で頂点を迎える。ちなみに、その後三年間（昭和一九、二〇、二一年）は死亡者数の記録は残されていない。第二次世界大戦敗戦の気配が濃くなるなか、あるいは戦後の混乱のなかで全国統計をとる余裕と余力を、私たちの国は失っていたのであろう。

結核の治療といえば、安静、大気療法、栄養療法しかない時代だった。悪化した食糧事情を考慮すれば、正確な統計がとれていれば、この間の結核死亡者数は、一九四三年の記録を超えた可能性は高い。

筆者の父方の祖父母も結核に倒れた。第二次世界大戦敗戦直後のことである。結核はしばしば家族内感染した。家族の一人が結核になると、親子、兄弟、姉妹が次々と結核に倒れていった。そうした状況を劇的に変えたのが抗生物質の発見と治療への応用となる。

アメリカ東海岸にあるラトガース大学の微生物学者、セルマン・ワクスマンとアルバート・シャッツの二人が土壌菌から抗生物質ストレプトマイシンの単離に成功したのは、一九四三年のことだった。ストレプトマイシンの日本での発売は昭和二五（一九五〇）年。以降、日本の結核患者の治療成績は劇的に改善していく。

その後、パラアミノサリチル酸の発見やイソニアジドの発見が続き、昭和二〇年代後半から三〇年代前半にかけて、ストレプトマイシン、パラアミノサリチル酸、イソニアジドによる三剤併用化学療法が結核の標準治療となる。一九五〇年に一二万人を超えていた結核死亡者は一九五一年に九万人余り、五二年には七万人、五三年には五万七〇〇〇人と減少していく。

日本に現れたスペイン風邪

スペイン風邪によって世界中が大きな被害を受けたという点では、日本も例外ではなかった。

当時のインフルエンザ流行のようすを著した一冊の本がある。『流行性感冒』（内務省衛生局編、一九二二［大正一一］年）である。内務省衛生局とは、厚生省（現厚生労働省）の前身にあたり、第二次世界大戦前の昭和一三（一九三八）年に、衛生局と社会局が移管されて厚生省となるまで、主として国民の健康問題を扱っていた中央行政機関である。

文語調で書かれた『流行性感冒』のなかにはいくつもの興味深い記述がある。以下、引用しながら当時のようすを振り返ってみたい（引用文の原文は旧字・片仮名だが、読みやすさを考慮し新字・平仮名とし、必要に応じてルビおよび読点を付した）。

「全世界を風靡したる流行性感冒は大正七年秋季以来本邦に波及し爾来大正十年の春季に亘り継続的に三回の流行を来し、総計約二千三百八十余万人の患者と約三十八万八千余人の死者とを出し疫学上稀に見るの惨状を呈したり。

当局は毎次の流行に対し常に学術上の知見と防疫上の経験とに鑑み、最善の施設を行ひ、之が予防に努め、或は防疫官を海外に派遣して欧米に於ける本病予防上に関する施設の実況を視察せしめ、又特に職員を置きて専ら予防方法の調査に従事せしめ、一面又学者及実地家の意見を徴する等本病予防上苟も遺漏なからんことを期したり」

当時の日本の総人口は約五五〇〇万人だった。人口の約四三パーセントが感染し、約〇・七パーセントが死亡したことになる。また、この記述から日本国内においても流行に三回の波があったことがわかる。

日本への侵入時期および経路はどうだったのだろうか。

「海外よりの侵入径路に関しては大正七年五月上旬南洋方面より横須賀に帰港したる一軍艦二百五十名の同病患者を発し、次で同年九月二日北米より横浜に入港したる一船舶に多数の同病患者を有し之等より陸上に伝播したりと認むへき事実あるも、之を以て直ちに本病の初発なりと断し難き理由あり。而已《のみ》ならす大正七年初春及五、六月に於ける『インフルエンザ』様疾患を以て本流行の先駆なりと認むる者あり、或は之を全く別種の疾患なりと説く者あり。又本邦に於ける伝播の状況に就きても殆《あやうから》んと秩序ある系統を示さるを以て海外よりの侵入径路並に其の内地に於ける源発地は全く不明なりと云ふの外なし」

日本への侵入経路、侵入時期に関しては正確な特定はできなかったとあるが、船舶の往来を通してどこかの港より日本に侵入したことに間違いはない。またインフルエンザの第一波の日本への到来は大正七（一九一八）年の晩夏あたりであったともある。

「本邦に於ては西欧の流行に後るること三、四箇月大正七年八月下旬より九月上旬に至り初めて蔓延の兆を呈し忽ち急激なる勢を以て全国に蔓延し」

一九一八年のインフルエンザ流行は、やがて春の訪れとともに一時収束したが、大正八（一九一九）年の晩秋頃から再び流行の兆しを見せ始めた。一〇月下旬には、神奈川、岐阜、三重、愛媛、佐賀、熊本の各県でインフルエンザ流行の再燃が報告され、一一月に入ると、東京、京都、大阪といった大都市でも流行が始まった。

感染者の多くは第一波の流行で感染を免れた人たちであった。第一波の流行でひどい被害を受けた地域では、第二波による被害は比較的軽微であったと記されている。患者数は第一波の流行に比較して一〇分の一程度に過ぎなかった。しかし、病気の重症度は高く、患者の致死率は三月、四月には一〇パーセント、流行の全期間を通した平均で見ても約五・三パーセントに上った。この患者死亡率は第一波の流行の約四・五倍に相当した。

「本流行（筆者注：一九一九年の第二波によるインフルエンザの流行）は前回に於ける病毒の残存せるものか、（中略）再ひ擡頭せるものの如く其感染者の多数は前流行に罹患を免れたるものにして病性比較的重症なりき、前回に罹患し尚ほ今回再感したる者なきにあらさるも此等は大体に軽症なりしか如し」

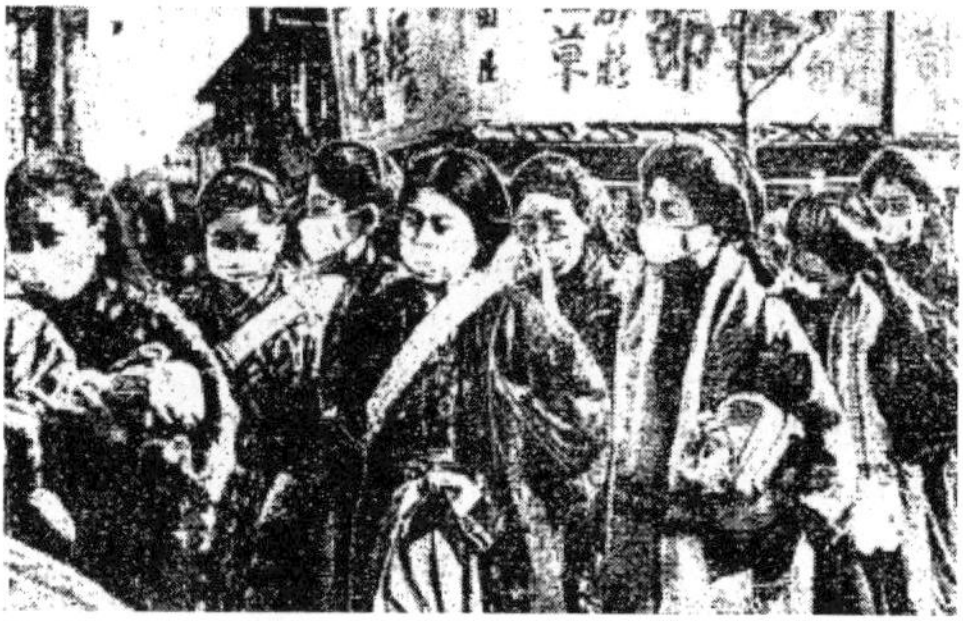

「口覆（マスク）を着けて（第一高女学生の登校）」という説明が付いた新聞写真（1920年1月12日付の『東京朝日新聞』紙面）。東京府立第一高等女学校は現在の東京都立白鷗高校（朝日新聞社）

「前回に甚しき惨状を呈したる地方は本流行に於ては其の勢比較的微弱なりしか如し」

「本回に於ける患者数は前流行に比し約其の十分の一に過きさるも其病性は遥に猛烈にして患者に対する死亡率非常に高く三、四月の如きは一〇％以上に上り全流行を通して平均五・二九％にして前回の約四倍半に当れり」

第三波の流行は大正九（一九二〇）年八月上旬、福岡と高知からの報告で始まった。秋が来て、やがて冬の到来を迎えるにしたがって患者数は増加していったが、前二回の流行に比べると流行の規模は小さく、病気の重症度も低いものであった。そして一九二一年春には、患者発生数は漸減し、夏の到来を待って流行は完全に終息した。

同書には他にも興味深い幾つかの資料が掲載されている。

第一に死亡者の年齢分布と死亡率の推移であるが、インフルエンザ流行の始まる前の、一九一八年一月から三月の感冒、四月から六月の感冒（スペイン風邪の流行は一九一八年初秋から）では、乳幼児と高齢者で高い死亡率が見られるが、新型インフルエンザでは、アメリカ同様成人において死亡率が高い。

第二に、「流行性感冒予防心得」がある。この心得では「はやりかぜは如何にして伝染するか」と「罹らぬには」など四つに分けられて、感染予防の心得が述べられている。インフルエンザウイルスが発見される一五年ほど前に書かれた心得であるが、いまなお通用する。現在でも、インフルエンザに対する基本的な知識を住民と共有すること、マスクの着用、うがいや手洗いの励行といった予防法を徹底する、といった住民啓発は重要な対策である。

新聞が伝えた感染症

一方、大正七（一九一八）年の『東京朝日新聞』縮刷版をめくっていくと、一〇月あたりから流行性感冒にかんする記事が見えはじめる。『東京朝日新聞』は当時の東京府を中心とする地域の記事を掲載しているため、必ずしも全国的な状況がわかるわけではないが、それでも当時のようすをじかに伝える興味深い記事が幾つかあるので抜き書きしたい（以下、記事原文は旧字・旧仮名だが、読みやすさを考慮し新字・新仮名とした）。

【大正七年十月二十五日】
世界的流行の西班牙《スペイン》感冒
病勢熾烈なる地方に在りては遂に諸学校の授業をも中止せる処あり
流行各地に向って防疫官を派遣
一高生五十名発病

【大正七年十月三十日】
西班牙感冒の為に看護婦の出払い
急病人があって申込んでも間に合わない
「其忙しさ加減は到底言葉には尽されません、一昨日芝青松寺に殉死しました看護婦の追悼会が行われました」（大関看護婦会長談）
各軍隊にも猖獗《しょうけつ》近衛歩兵第一聯隊の予備兵は大部分感冒
衛生部隊の大繁忙

【大正八年二月三日】

感冒猛烈

最近二週間に府下で千三百の死亡

新患者日増に殖える

再び襲来した流行性感冒は昨今愈《いよいよ》其勢いを増し盛んに上流家庭を襲い大臣では原首相を初め内田外相、高橋蔵相等相次で引籠り中で他の大官連にも罹病者が少くない、警視庁医務課の防疫官は語る「今度の感冒は至って質が悪く発病後直肺炎を併発するので死亡者は著るしく増加し先月十一日から廿日迄に流行性感冒で死んだ人は二百八十九名、肺炎を併発して死んだ人は四百十七名に達し爾来漸次病毒は濃厚となり患者は日増に殖えるので従って死亡者も多くなり更に二十一日から二十五日迄に感冒で二百二名、肺炎併発で四百六名死亡している

入院は皆お断り

医者も看護婦も総倒れ

赤十字病院は眼科全滅

世界の何処へ逃げても隠れ場のないと云う恐ろしい世界感冒は一時屏息の模様であった

が昨今又復《またまた》病魔はその手を拡げ益《ますます》猖獗を極めて居る、患者は殖える一方、医師にも伝染する

看護婦が斃れる、此の分では何時終息するとも測られぬ、（中略）赤十字病院はと見れば、（中略）眼科等は殆ど全滅でやがて眼科の治療は閉鎖する様になるではあるまいかと思う

＊

インフルエンザ流行によって、病院や警察、軍隊といった社会的機能を担う組織が大きく影響を受けていることがわかる。特に病院機能の破綻は深刻であった。こうした話は、なにも過去のものというわけではない。現在でも、新型の感染症が流行すれば、病院機能が破綻する可能性はある。

そのことを、私たちは、新型コロナウイルスにおけるイタリアやアメリカの経験からも学んだ。

第三部

記憶の切り絵

ここまで書いてきたことは、過去二五年間にわたる私の経験や研究の一部でもある。二五年の間には、アフリカ、ハイチ、アジアでの感染症対策や、それに関わる研究を行ってきた。ハイチ地震後の支援にも向かった。ここではハイチでの経験を中心に、印象に残る日々を少しだけだが振り返ってみたい。

第5章　アフリカへ、そしてハイチへ

アフリカへ

幼い頃、といっても小学校へ上がる前くらいだろうか。日曜日の確か、朝の一一時からだったと思う。「兼高かおる世界の旅」という番組があった。それを見ながら、母方の祖父の若い頃の思い出話を聴くのが好きだった。なかでも、一〇代後半に、密出国のようなかたちで、大阪から船に乗り込み、シンガポールへ渡った話は、私のお気に入りだった。「外国に行きたかったんだよ。とにかく。そうすれば、人生が変わるかもしれないと思った」と話す姿は、半世紀以上も前の青年時代そのもののようであった。

人口が数千人ほどの小さな海辺の町の少年だった私は、いつか機会があれば、外国へ行ってみたいと思った。場所は、どこでもよい、日本以外であればという、そんな無邪気な夢だった。

高校卒業後、大学医学部への進学のため、大学院も含めて一〇年を長崎で過ごした。長崎にはアフリカにフィールドをもつ熱帯医学研究所があった。長崎は、私の第二の故郷となった。

初めてアフリカの地を訪れたのは、一九九八年だった。ケニアの田舎でフィールド調査をして一カ月ほど過ごした。いまでも鮮明に覚えている。帰国の前日、次のような会話を年長の研究者とした。

「もう一度、アフリカへ来たいです」と言う私に、その研究者は「一度アフリカの水を飲んだものは必ず、アフリカに戻ってくるよ」と応えた。そしてその言葉の通り、私は、二年後、アフリカへ帰った。今度は、長期の滞在者として。

そして、南部アフリカの国ジンバブエで、国際協力機構（JICA）感染症対策の専門家として、その後の一年数カ月を過ごした。アフリカでのこの期間は、かけがえのない経験となった。

デイジーの思い出

ジンバブエでの生活において、私たちの先生はいつもデイジーだった。デイジーは、田舎に残してきた我が子のために、一人で仕送りし育てている未亡人で、私たちが借りた借家に長く勤める女性だった。買い物の仕方、電気料金の支払い方、ジンバブエの伝統食の作り方を丁寧に教えてくれた。それだけでない。ある時は迷子になったイヌの保護施設を調べてくれた。そのおかげで、迷子になったイヌは処分を免れた。

広いリビングの片隅に座布団を持ち込み、床の上に座って座卓の上で食事をする私たちを見ていつも笑っていた。

ある日、地域の警察から電話がかかってきた。デイジーを窃盗の疑いで逮捕したという。訊けば、隣に暮らす若いフランス人宅から、干してあった服を二枚ほど盗んだのが容疑だという。それをフランス人が訴えた。取り調べの途中で名前と電話番号が上がったのが私と大家の二人だったが、大家と連絡が取れないため私に連絡がきた。大家のバンクロフト氏夫妻は、その時、南アフリカに暮らす娘家族を訪ねていてジンバブエを不在にしていたということは、後でわかる。

私は、その日の仕事を切り上げ、警察署へ向かった。面会をしたデイジーは少し痩せて見えたが、元気そうであった。「そうなのか」と訊く私に、デイジーは小さく頷いて下を向いた。そして言った。「二枚だけ」と。

三日後、デイジーは釈放されて帰宅した。取り調べは厳しかったようだったが、デイジーはそのことを詳しくは話そうとしなかった。ただ「このまま働いてもいいか」とだけ訊いた。もちろん、それでいいと言った。

半年後、デイジーが体調不良を訴え、病院を受診したいと言った。検査の結果は、結核だった。それがわかって、デイジーは自らの田舎へ帰ると言った。私たちにできることはわずかなお礼と餞別を渡すことだけだった。

デイジーの基礎疾患にHIV感染があった可能性はある。当時のジンバブエは、世界でも最もエイズの流行が激しい国の一つであった。成人の五人に一人がHIVに感染し、平均寿命が三五歳を切る可能性が指摘されていた。しかし個人的には、警察署での留置の数日間で、結核に感染した可能性が高いと思っていた。政治犯も含めて密集した人が収容される留置所での環境は、結核などの感染症にとって最悪の環境だった。

数カ月後、デイジーが死亡したと大家から連絡があった。やるせなさと、自分でもどこへ向ければいいかわからない怒りに震えたことを覚えている。

明日への希望

ジンバブエでは、感染症対策に携わった。マラリアやエイズ、寄生虫疾患などである。村々を回り、感染予防を指導する。エイズに感染しないためには、コンドームの使用が有効である。マラリアに感染しないためには、蚊帳を使いなさい。そんなことを、紙芝居を使って説明する。村の人たちの前で簡単な劇をしたこともあった。大きな喝采をもらった。娯楽の少ない村々では、いい時間潰しだったに違いない。しかし、地域のエイズ患者の新規発生率は減少しないし、マラリア患者は減らなかった。数少ない病院の入院用ベッドは、こうした患者で溢れた。「なぜ、予防がうまく行かないのか」わからなかった。彼／彼女らの理解が足りないのだと思った。

ある時、村の若者に訊いた。「なぜだと思う？」と。

「一〇年後は、エイズじゃなくても飢餓とか暴力とか、戦争で亡くなっている。いま、エイズ予防をする意味はあるのか？」

それが、彼の回答だった。頭に衝撃が走った。彼／彼女らが、感染症を理解していないわけではなかった。否、彼／彼女らは感染症をとてもよく理解していた。その上で、感染症予防の効果を冷静に評価していたのである。

その時、思った。「一〇年後に自らが生きていると確信できない社会では、一〇年後の健康を守るという予防効果は意味がない」と。明日への希望とは、そうしたことではないのか。そしてそれを作ることへの貢献が、未熟かもしれないが、私たちの仕事なのかもしれないと。

二〇〇〇年が終わり、世界が二一世紀を迎える頃、私はジンバブエから帰国した。

学びは人々のなかにある

帰国後、しばらくの間、京都大学で国際保健学を講義していた。一方で、それは鬱々とした日々でもあった。アフリカから帰国し、京都大学へ移ったものの、日本という豊かな日常のなかで、言葉だけで語る「開発」や「アフリカ」「貧困」「疫病」といったものに、私は徐々に現実感を喪失していった。

遥かな地平線に沈む真っ赤な太陽とそこに広がる広大な大地、大地を切り裂いて落下する巨大な滝、闇に響く太鼓のリズム、キリンやゾウ、シマウマやヌーが悠然と闊歩するサバンナ、数百万羽のフラミンゴでピンクに染まる湖といったアフリカでの日々を思い出す。そんな日が続いた。

そんな時、一人の人物に会った。名前をロン・オコーナーといった。ボストンに本部がある非政府組織の創設者兼代表だった。

その時のロンは、年老いた一人の日本人医師を病院に見舞うために京都へ来ていたが、その前にひとつか二つ、京都の古刹を見たいという。それで、早朝の京都、南禅寺を私が案内することになったのである。

細身の体に、アメリカ人としてはそれほど背の高くないロンは、どこか東洋的な雰囲気を感じさせる男であった。気さくな人柄で、鴨川に架かる二条大橋近くのホテルから南禅寺へ到る道々でも、いろいろな話を聞かせてくれた。私も聞きかじりの知識ではあるが、南禅寺の山門が三門に通じ、過去と現在とそして未来を分ける門であるなどと話した。

一二月初旬、早朝の南禅寺界隈は、訪れる人も少なく、清冽と呼ぶに相応しい空気に満ちていた。そんな空気とロンの人柄が、私をその気にさせたのかもしれなかった。初対面にもかかわらず、私はロンにそのときの気持ちを話しはじめた。その上で「国際保健を学ぶにいい場所はありませんか」と訊いた。

何かを期待していたわけではなかった。そうした問いを発するだけでよかった。後は自分で解決する問題だと思っていた。だから、ロンの言葉に、私は逆に驚いた。

「もう一度、途上国へ行ってみないか？」

そして、何かを考えるようにして続けた。

「我々が享受している健康は、我々がたまたま豊かな国に生まれたという幸運の結果に過ぎないと思う。やるべきことはまだまだたくさんあるはずだし、学ぶべきことは人々のなかにある」と。

「学ぶべきことは人々のなかにある」というロンの言葉が鮮烈に響いた。聞けば、ロンはその言葉を、三五年前にネパールで出会った一人の日本人医師から学び、それ以降大切にしてきたという。

そしてロンが、その時病院に見舞うはずの医師とは「彼」だった。旧制広島高等工業学校の学生だった時、投下された一発の原爆で、クラスの仲間が壊滅的な打撃を受け、そんななかでたった一人生き残った人生を途上国のために捧げた岩村昇氏である。三五年前の若き日に、医学生であったロンは、彼とその言葉に感銘以上の人生の指針を得た。

数カ月後、アメリカに帰国したロンから一通のメールが届いた。ハイチにあるカポジ肉腫・日和見感染症研究所に、ビル・パップという一人のハイチ人医師がいると紹介してくれた。

それからさらに数カ月が経ち、私はハイチに赴くことを決めた。

熱帯の風が身を包み、湿気を帯びた空気が体にまとわりついた。

その日のことは、よく覚えている。

ボストン経由の国際便は満員の人を吐き出し、古びたいまにも壊れそうな空港のロビーは山のようなお土産と荷物を抱えた人々で埋まっていた。人々は、騒々しく、時折大きな笑い声をあげた。その人混みのなかに、東洋人らしき人間が一人もいないことを確認した時、私はハイチという国へ来たことを実感した。そしてそれは、波乱の幕開けでもあった。

カリブの風

ハイチで暮らしはじめて一カ月ほど経った頃だ。慣れない環境に対する疲れからか、ハイチが見せる貧しさに圧倒されたためか、仕事から帰ると何をする気も起きず、ソファーの上に倒れこむ。そんな日々が続いていた。ジンバブエには、JICAから派遣されていた。政府からの派遣ということで手厚い支援もあった。邦人も一〇〇人を超えていた。一方、ハイチではアメリカの大学からの派遣ということで職場に日本人は一人きり。国全体で見ても、邦人は十数人しかいなかった。多くのことに一人で対処しなくてはならなかった。そんななかで、

「この国は私を大らかに受け容れてくれるだろうか？」

「私の存在が少しでもこの国に役立つことがあるだろうか？」

「厳しい環境のなかで清々しく、爽やかな気持ちを持ちつづけることができるだろうか？」

と、役にも立たないような思いばかりが、脳裏に浮かんだ。

疲れていたに違いない。勤めはじめたばかりの職場で、つまらないことで声を荒らげて

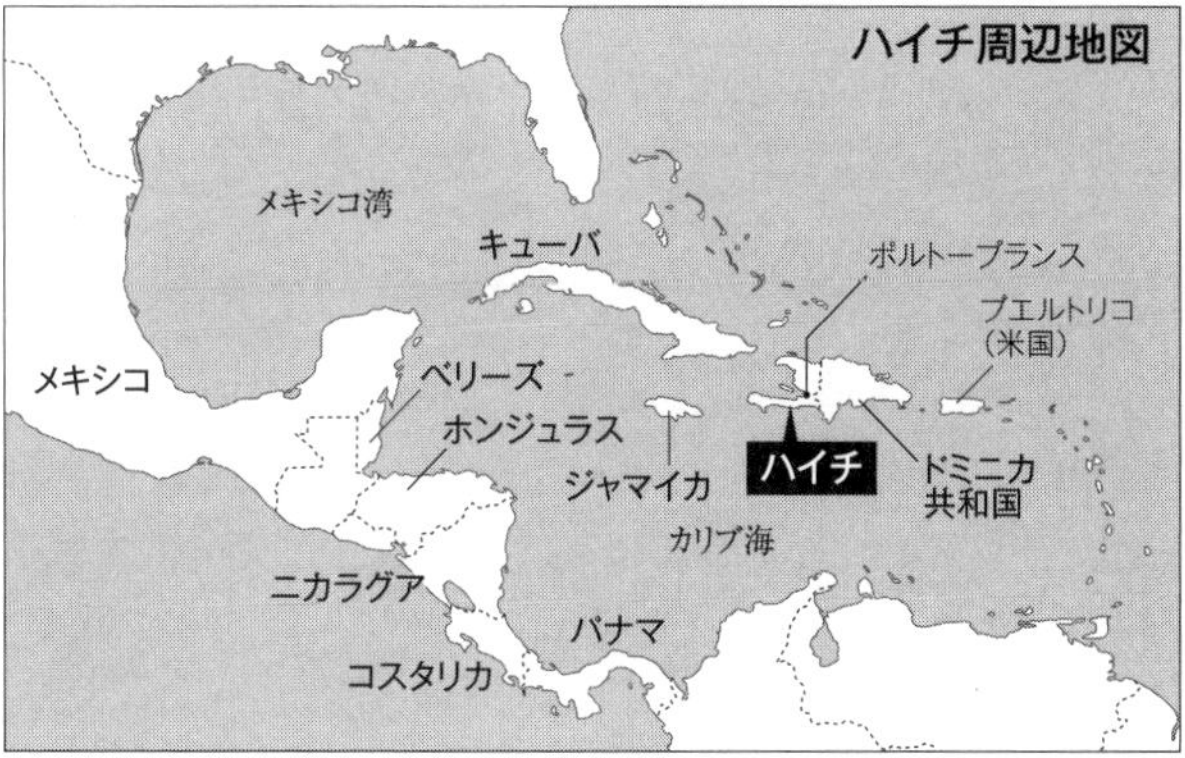

しまった。ハイチ人のやりきれないほどのお節介さと少しばかり過剰な要求、そして何より目の前にある貧困について誰一人として真剣に考えようとしない、その態度が疎ましく、腹立たしくなったのだ。普段なら笑って済ませることのできる、そんな話に過ぎなかった。にもかかわらず、私は声を荒らげてしまった。

「だから、いつまで経ってもこの国はだめなんだ」

一瞬にして、周りにいたハイチ人たちが沈黙した。その場が凍りついた。どうして、そんな言葉を口にしたのか、自分でもわからなかった。そんな自分に嫌気がさして、私は一人、部屋を後にした。

「何のためにこの国に来たのか？」

「自分だけが正義っぽい格好をして、安全な場所にいながら、この国の人を非難する、そんなことをするためにこの国に来たのか？」

そんな思いが繰り返し頭のなかを行き来した。

本当の厳しさ、過酷さを知るものは、そのことを自ら口にしない。まして、来たばかりの外国人に対してなど。そんなことさえわからなくなっていた。

それから一時間もしただろうか。一人、うつむく私のもとへ、ハイチ人の同僚がやってきて言った。

「あなたが見知らぬ遠い東の国からこの国に来てくれたことに、私たちはみんな感謝しているんですよ」

後から聞けば、一人立ち去った私を心配して、ハイチ人の同僚が集まり、彼女を、仲間の代表として、私のもとに送ったのだという。

その夜、私は一人でアパートのテラスに寝転がってみた。見上げると、空に天の川が走り、星が降るように耀いていた。一陣の風が通りすぎ、庭の木々の葉が一斉に揺れた。海から吹く風が身を包んだ。わずかだが潮の香りがした。まるで、母の子宮のなかにでもいるかのような錯覚を覚えた。夜空の星と風と自分がひとつになった気がした。

ハイチに来てすぐの頃、ある日本人が言った言葉を思い出した。

「私たちは、海から吹くこの風を『カリブの風』と呼んでいます。大変なことの多いこの国ですが、この風はいつも私たちを癒してくれます」

この頃を境に私はハイチに慣れていった。妻もハイチへやってきた。

ハイチ小史

二〇〇四年一月一日、ハイチは独立二〇〇年を迎えた。コロンブス到着以前のハイチには、農業を主な生業とする先住民タイノ・アラクワ族、約五〇万人が暮らしていた。しかし、その後のタイノ・アラクワ族の歴史はけっして平穏なものではなかった。武器だけではなかった。コロンブスたちヨーロッパ人によって持ち込まれた天然痘や麻疹といった感染症がタイノ・アラクワ族の生活を徹底的に破壊した。遺跡から発掘される土器や石器を除けば、現在のハイチに彼らの存在を伝えるものは何も残されていない。

歴史研究家ウィリアム・H・マクニールによれば、文明は感染症を貯蔵する装置として機能し、感染症の定期的流行は集団に免疫を付与したという。それぞれの文明は固有の感染症を貯蔵し、人々に免疫を付与する。こうした疾病レパートリーを持ったそれぞれの文明を「疾病文明圏」と呼ぶ。異なる疾病文明圏の間では戦争や交易といった異文化接触を通して疾病の交換が行われ、それによって、それぞれの文明圏における疾病レパートリーは増加する。同時にそれぞれの文明圏の持つ疾病は均質化していく。

ヒマラヤ山麓地方の風土病であったペストの中世ヨーロッパでの大流行も、疾病文明圏という視点に立てば、ユーラシア大陸での疾病交換と均質化の過程だったと見ることができる。この説をヨーロッパ人と新大陸先住民との接触に敷衍すると、それまで旧大陸との接触のなかった新大陸先住民は、ヨーロッパ人が文明の接触によってそれまでに経験し、乗り越えてきた疾病交換の歴史を一気に体験したということができる。圧倒的に不均衡な疾病の交換によって、新大陸人口は一〇分の一にまで落ち込んだ。一方的な疾病交換が、アステカやインカといった新大陸の文明を滅ぼした。ハイチもまたそうした歴史の例外ではなかったことになる。

先住民であったタイノ・アラクワ族の痕跡がヨーロッパ人の出現以降、その姿を消したことを考えれば、ハイチは、ヨーロッパ人によって持ち込まれた疾病によって最も大きな影響を受けた国の一つということができる。

タイノ・アラクワ族の絶滅は、ハイチのもうひとつの苦難の歴史、奴隷貿易の始まりを告げる鐘の音ともなった。新大陸に運ばれたアフリカ奴隷たちの生活の過酷さといえば、いまからでは想像すらできないほどの厳しさであった。

その苛酷さと生活の厳しさを伝える話として、ハイチに暮らすすべての黒人が二〇年ごとに入れ替わったという逸話も残る。にもかかわらず、一六〇〇年代後半にわずか二〇〇〇人であった黒人人口は、約一〇〇年後の独立時には、二五〇倍の五〇万人に達した。いかに多くの黒人が奴隷としてハイチに連れてこられたかということをこの数字は物語る。こうした奴隷たちがまさにフランス領サン＝ドマング（現ハイチ）の繁栄を支える原動力になっていった。

当時のフランス領サン＝ドマングにおけるコーヒー、砂糖、藍、カカオの生産額はアメリカ合衆国独立当時の一三州を合わせた額を上回るものであった。ハイチは当時のフランスにとって「カリブ海の真珠」と呼ぶにふさわしい豊かな富をもたらす植民地だったのである。そしてそれがゆえ、独立前後のハイチを巡る状況は厳しいものとなった。一七七六年のアメリカ独立に際し、約一五〇〇人のハイチ人がワシントンの指揮下、ジョージア州サバンナでの戦いに参加したという事実は、現在でもほとんど知られていない。しかし約三〇年後の一八〇四年、アメリカ合衆国に次ぐ西半球第二の国として独立をはたしたハイチに対し、奴隷制を温存していたアメリカ、植民地を維持したいフランスの対応は厳しいものであった。

独立当時、国際社会からの新国家承認を強く望むハイチは、一八二五年、フランス政府とひとつの合意を取り交わす。合意の内容は主権国家としてのハイチの承認と引き換えに、独立の補償として、当時の金額にして一億五〇〇〇万フランの賠償金を、フランスに支払うというものであった。ハイチがこの賠償金を全額支払い終えたのは、それから約一〇〇年後のことであった。

その後は、カリブ海を裏庭と考えるアメリカの政治介入と占領が約二〇年にわたって続き、アメリカの占領が終わった後の一九五七年からは、デュバリエ父子の軍事独裁政権が約三〇年間続いた。この時代、トントン・マクートと呼ばれる秘密警察が暗躍し、多くの国民が逮捕され、拷問で死亡した。ユネスコやWHOの専門家としてアフリカへ渡ったものも多くいた。

一方で、アメリカの占領時代（一九一五〜三四年）とデュバリエ父子の軍事独裁政権時代（一九五七〜八六年）以外の時期は、ゼネストとクーデターが繰り返され、多くの血が流された。一九〇〇年以降、上記の二つの時代を除く約三〇年の間だけで見ても、三一回のクーデターおよびその未遂があった。流血という言葉でいえば、独立前夜のハイチにいた約四万五〇〇〇人のフランス系住民は、その大半が、独立の際に、黒人兵士によって殺害されたという記録も残されている。独立戦争、独立戦争に続く内紛、クーデターによる政権の交代、独裁、クーデター……。そのつど繰り返される流血がハイチの歴史となってきた。

「ゆり」という名の少女

カリブの風に慰められてから少しした頃のことだ。私がボストンに留学していた頃の友人ナンシーに、高台にあるホテルのロビーで偶然再会した。彼女はハイチ人だ。私の知る彼女は、医療人類学を学ぶ研究者で、当時は、ハーバード大学人口問題研究所で「移民の健康問題」をテーマに博士論文を書いていた。

アメリカには、マイアミ、ニューヨーク、ボストンと多くの移民ハイチ人社会があった。移民の人々は、経済的な問題に加えて文化的な摩擦によるストレスを抱える。そうしたこともあって、健康上、多くの問題を抱えていることも多い。そんな移民の健康問題を研究する彼女は、それまでの印象でいえば、修行僧のような激しさや鋭さを内外に発しているような女性であった。

しかし、私がハイチで出会ったときの彼女は、ボストンにいる時とは違う、やわらかな雰囲気を醸しだしていた。そんな彼女と食事をしながら、久しぶりの邂逅を楽しんだ。ボストンでの共通の知人の話やよく通ったレストランの話、博士論文の進捗状況、ハイチの政治や経済の話、人々の貧困や健康の話……。話題は尽きることがなかった。

そんな会話の途中、私は、ふと彼女に尋ねてみた。

「日本って国、知っているかい?」

深い意味があったわけではない。ところが、彼女の言葉は、私にとって、まったく思いもかけないものだった。

「幼い頃の友人は、私を『ゆり』と呼ぶの。日本の少女の名前」

そう言って、彼女は一九四五年八月九日に始まるひとつの物語を語りはじめた。

＊

一瞬の閃光によって両親を失ったゆりは、親を亡くした子犬のように、わずかばかりの食べ物を求めて、毎日、あてもなく街をさまよい歩いていた。毎日が生と死の境にいるような、そんな生活だった。そんなゆりを救ってくれたのは一人のカナダ人牧師だった。痩せ細った体に、目だけが大きくきらきらしていたゆりを見た牧師はゆりを養女にし、彼の生まれた街バンクーバーで家族の一人として育てようと言った。

ゆりにとって、バンクーバーでの新しい生活が始まった。温かく、やさしい両親だった。ゆりはそこで幸せな生活を送っていた。しかし、そんな幸せな生活のなかにあっても、ゆりにはどうしても忘れることのできないことがあった。故郷長崎のことだった。港へ行っては、日本から来た船を一人で眺めた。ゆりの故郷への想いは募るばかりだった。やがて、ゆりはひとつの決意をする。貨物船に隠れて一人日本へ帰ろうというのだ。もちろん、孤児であった自分をここまで育ててくれた両親への感謝の念はひとときとして忘れたことはない。しかしそれにもまして故郷長崎への想いが募っていた。

ある日、彼女はその決意を実行に移した。一人貨物船に乗って日本へ、そして長崎へ帰っていったのだ。長崎に帰ったゆりは、バンクーバーの両親に宛てて長い手紙を書いた。手紙には、自分がどんなに二人を愛していたか、孤児となった自分をやさしく育ててくれた二人にどれほど感謝しているかということが、多くの想い出とともに綴られていた。

そして最後に「心配をかけてごめんなさい」と。

*

ナンシーは、その物語を語り終えた後に言った。

「私は幼い頃、この物語を繰り返し読んだ。そして、一番好きな本を紹介する時間にクラスのみんなの前でこの話を紹介したの。それ以来よ。友達が私のことを『ゆり』と呼ぶようになったのは。

だから、日本は一番行ってみたい国」

地理的にも、経済的にも、歴史的にもハイチは日本から最も遠い国のひとつだ。当時の在留邦人は、私を含めても二〇人に満たなかった。二〇〇一年における対日輸入総額は二四億円、対日輸出は六〇〇〇万円ほどだった。日本の最大貿易国のひとつであるアメリカと比較すれば、貿易総額で約一万倍もの違いがあった。

そんなハイチに、日本の少女がたどった物語を宝物にし、繰り返し読んだ少女がいた。

多くの日本人がその存在を知らない。少なくとも日常的に意識したことのない国に、そんな少女がいたという事実に、私は心が揺さぶられた。しかも、そのゆりの生まれた街は、私にとっても忘れられない街だった。

私が卒業した長崎大学医学部は、鎖国時代に唯一世界に向けて窓を開いていた街にあって、日本で最も古い歴史を持つ医学校にその前身がある。一方で、世界で唯一、原子爆弾の被害を経験した医科大学でもあった。

一発の閃光によって、学生、教師、また病院で働いていた医師、看護婦を含めて総勢一〇〇〇名にも及ぶ関係者が死亡した。

その日は、からりと晴れあがった夏の暑い日だったという。

私は、そのことを彼女に話し、私が学生時代に聴いた話をした。

「原子爆弾の雲の下で、晴れあがった真夏の日が、一瞬にして夕闇に変わったというんだ。当時小学生だった女子児童は詩に『原子爆弾が落ちると昼が夜になり、人はみなお化けになる』と書いた。そんななか、被爆後でさえ、即死を免れた医師や看護婦たちの多くは原爆症に苦しみながらも患者の治療にあたった。焼け跡から包帯やガーゼを掘りだしてね。街は、本当に一瞬にして壊滅したんだ。だから、空襲から逃れるために掘った洞窟の中に患者を収容して。多くの人が真夏の熱気のなかで『水を、水を……』としきりに喉の渇きを訴えた。水道はすべて断水していたから、遠くから水を運んだという。両親を亡くして、街をさまよったゆりのような子どもたちは、きっとたくさんいたと思う」

話の途中からナンシーは涙ぐんだ。それ以上に、私自身、自分の気持ちの高ぶりを抑えることができなくなっていた。こうした邂逅をしたことに、私がハイチにいることの不思議な巡りあわせを感じたことを覚えている。

貧しさのなかで

両親が亡くなったのは、少女が一〇歳のときだった。診療所に来た時の聞き取りによれば、彼女の両親はエイズで亡くなった可能性が高い。両親を亡くした少女は、日々の生活の糧を求めて、街へやって来た。街で少女は幸運にも職を得ることができた。寝る場所と食事とを引き換えに、少女はある家で家政婦として働くことになった。しかし少女の幸運は長く続かなかった。少女が働く家では、家の主人が少女に繰り返し性的な虐待を加えたという。

二年後、少女は病に倒れる。病に倒れた少女を、その家の人々は、虫けらのように捨てた。見かねた近所の人が少女をブードゥー教（中南米における民間信仰）の司祭の元へ運んだ。しかし状況はそこでさらに悪化した。働くことのできない少女を食べさせなくてはならないことに苛立った司祭は、少女を繰り返し殴り、踏みつけた。

研究所に併設した診療所へ運ばれてきた時、少女は、栄養不良に加えて、エイズと結核を発症していた。研究所の職員は少女の親戚を探し出し、状況を説明し、彼女の面倒を見てほしいと頼んだ。しかし、その親戚はこれ以上食べさせる余裕はないと言って、受け入れを拒絶した。

小さな慈善団体が少女を受け入れてくれたが、そこで少女は亡くなった。一四歳になる直前だった。


マリースという女性のことも忘れられない。年齢は二一歳。首都ポルトープランスからバスで二時間ばかり離れたところにある村に暮らしていた。

ある日マリースは、痩せと疲労、微熱を主症状として私たちの研究所を訪れた。咳もあった。私たちは、結核を疑い、すぐにレントゲン写真を撮った。写真には明らかな空洞があった。活動性結核の所見の一つである。それは同時に、エイズを疑わせる所見でもあった。ハイチでは、結核患者の半数以上がＨＩＶに感染していた。ＨＩＶ感染を疑うのは医師として当然のことであった。私たちは、マリースに検査を勧めた。そして万が一のことがあっても、この診療所で治療を行うことができると伝えた。

しかし、マリースは頑なに検査を拒んだ。
「これでエイズとわかったら、みんなになんて言われるか」
マリースが泣きながら、私たちに語ったのは、以下のような話だった。

ある日、マリースはちょっとした勘違いから、市場の女性に豆缶詰を盗んだと疑われた。市場の女は「泥棒！」と大きな声をあげ、マリースを「豆泥棒よ、泥棒！」と指差した。

身に覚えのないマリースは、泥棒であることを一生懸命否定したが、女はマリースを捕まえ、木の棒でひどく打ち据えた。皮膚が破れ、辺りに血が飛び散った。それでも、女はマリースを打ち据えることをやめなかった。マリースは猫のように背を丸め、それでも、必死の思いで「私は、泥棒じゃない」と訴えた。

女の行為を止めたのは、市場で働く男たちであった。女の度を越えた行為を、さすがにやりすぎだと思ったのであろう。男たちの仲裁に女は「これで少しは懲りただろう」と捨て台詞を吐いて、その場を立ち去った。マリースはといえば、ただただその場で泣き続けていただけだったという。

数カ月後――マリースは病に倒れた。発熱し、倦怠感が強くなり、ついには起き上がれなくなった。ひどい噂が立ちはじめたのは、マリースが病気に倒れた直後からであった。

病気に倒れたマリースに「病気になったのは、豆の缶詰を盗んだからだ」と人々は噂しはじめた。さらに噂は、マリースの病気がひどくなるにつれて「マリースが盗んだのは豆の缶詰だけじゃない。他にも盗んだものがあるに違いない」となった。

結婚先の家族は「咳がうるさくて眠れない」と病気のマリースを責めた。義理の母はマリースを家から追い出し犬小屋で寝るようにと命じた。「ゼイ、ゼイ」と夜中に響くマリースの息遣いが犬のようだからだという。マリースは小さくなった体を抱えるように犬小屋にうずくまった。マリースと同じようにうずくまる犬の温もりだけが、彼女にとって、唯一の救いだったという。

嫁ぎ先の家族はマリースに食事を与えることをやめた。

一〇カ月になったばかりの赤ん坊を抱えたマリースは、病気の体を引きずるようにして実家のある村へと向かった。それ以外に、子どもを飢え死にさせない方法を彼女は知らなかった。実家のある村までの道々、マリースは物乞いをして歩いた。畑に入って生の芋をかじった。消化されない芋は酷い下痢を引き起こした。赤子はお乳が欲しいといって泣いた。その赤子の泣き声に、マリースは、見たこともない神に問いかけたという。

「神さま！　私は何か悪いことをしたのでしょうか？」

最終的に検査を受けることを拒否したマリースは、生まれた村へ帰っていった。マリースがそこで亡くなったと聞いたのは、それから数カ月後のことであった。

一人の日本人女性

貧困や病に苦しむ人が多くいるハイチで、長く医療支援をしている日本人がいた。須藤昭子。私が会った二〇〇三年当時七六歳になる女性医師だ。彼女は、首都ポルトープランスから車で一時間半の距離にあるレオガンという町のサナトリウム（療養所）で結核専門医として働いていた。

ある日の昼下がり、須藤から勤務先の研究所に一本の電話がかかってきた。話は、時間のある時に、彼女のサナトリウムに来て患者を診察してもらえないかというものだった。入院患者の多くがエイズではないかというのである。次の土曜日にサナトリウムを訪ねることを約束して、私は電話を切った。

次の土曜日、サナトリウムを訪れた。はじめて見る須藤は笑顔が素敵な少女のような雰囲気を残した女性であった。病棟では、シスターたちが土曜日にもかかわらず忙しそうに働いていた。ベッドには、エイズを疑わせる患者が多く臥せっていた。最終的には検査をしなくては確実な診断はできないが、検査設備がそこにはない。私たちは、検査に関する打ち合わせをした。そんな話が一段落した頃、私は彼女がなぜ、ハイチで働いているのかを訊いた。一人の女性の半生と昭和史が紡がれたような話に、夢中になった。

須藤昭子は、その名の「昭」が示すように、時代が大正から昭和に変わったばかりの昭和二（一九二七）年四月二九日に広島に生まれた。生まれた日も昭和を体現している。昭和最初の天皇誕生日だ。そんな彼女が医師になったのも、その後四半世紀を経てハイチへやってくることになったのも、時代の流れだったという。

医師になることなど考えたこともなかった彼女が大阪女子医専（現関西医科大学）に入学したのは昭和一九（一九四四）年のことだった。男性医師の多くが徴兵され、国内における医師不足が社会問題となっていた時代だ。医師養成が国策となり、多くの女子医専が設立された。

「医専に行けば、少なくとも勉強を続けられると思ったのね」と、その時の動機をそう語った。しかしそうしたささやかな願いさえ、かなえられない時代であった。入学の年には空襲が激しくなり、敗戦を迎える頃には、彼女の暮らしていた西宮の街も見渡す限りの焼け野原になっていた。そんななかで彼女は信じられない光景に出会った。カナダからやってきた修道女たちが、荒廃した西宮の街に診療所を建て、結核患者の治療にあたりはじめたというのである。

「こんな焼け野原で、当時、一番恐れられていた結核の患者のお世話をしようという人たちがいることに、とっても驚いたの」と須藤は話した。「医専の学生だったでしょ。私にも何かできることはないかと思ったのが最初。結核専門医になったことのね」

その言葉の通り、その後医師になった彼女は結核専門医となり、戦後日本の結核治療の第一線で働き続ける。戦後の混乱が徐々に和らぎ、日本人の栄養状態や住環境も改善し、抗生物質を中心とした抗結核治療薬が導入されたことで、日本の結核死亡者数は急速に減少していった。結果、多くのサナトリウムが閉鎖されていった。勤務していた療養所の結核病棟も閉鎖されることになり、少しばかりの休養も兼ねて、カナダに留学をした。ハイチという名前を聞いたのがカナダだった。

「すごい数の患者がいるというの。それで何かできることがあるんじゃないかと思ったのが最初」

それがきっかけとなって彼女はハイチへやってきた。戦後も三〇年経った一九七六年のことだった。それから二〇年、一九九六年に一時ハイチを離れるまで結核患者の治療にあたった。

彼女の話は、余人に真似のできないようなことでさえ淡々と進む。そこに必要とされることがあったからと。

「ハイチで一番大変な時はいつでしたか?」とあえて訊いてみた。

「軍のクーデターとそれに引き続く国連制裁の時かしら」と彼女は答えた。

「経済封鎖の時には石油の輸出が止まってしまって、街は真っ暗になって、闇市では水を混ぜたガソリンが売られていて、そうしたガソリンを使った車や発電機のエンジンはすぐやられて、それでも病院にだけは幾らかの割り当てがあった。国連の人道的措置ということでね。すると今度は病院にガソリンがあるということで、病院が狙われる。これは大変だという感じでね」

そう言った後、少し遠くを見つめるような目をして続けた。

「でも、本当に大変になったのはそれからかもしれませんね。状況は悪くなるばかりですから」

一九九六年に一時ハイチを離れた彼女は、私が出会った二〇〇三年に再びハイチへ帰ってきた。知人のハイチ人は「本当に帰ってきたのか」と絶句したという。

須藤によれば、ハイチに日本人医師がきて、そこで暮らしながら働くのは彼女を除けば、私が初めてだという。「よく、ハイチを選ばれましたね」と彼女は独り言のように言った。その時は感じなかったが、その言葉をどのような思いで言ったのか、後になって気になった。

別れ際に「あと何年くらいハイチにいる予定ですか」と訊いた。

「今度は、少し長くなるかもしれませんね」と彼女は答えた。聞いた時には何も思わなかったその言葉が、後で心に響いた。

騒乱のなかでハイチを後にした

ハイチへ来て一〇カ月ほどが過ぎ、二〇〇四年に入ったころ、ハイチの政治的不安定さは、私たち外国人の目にも明らかになってきた。デモはその規模を拡大し、普段は温厚な人々も反政府運動に熱狂し始めた。当時の大統領はジャン＝ベルトラン・アリスティドで、アリスティドは、元サレジオ会の司祭で「解放の神学」の熱心な実践者であり、貧困の根絶と教育の普及に努めていた。

しかしこの時期、失政と権力内の腐敗、独裁的政権運営に批判が上がっていた。私が勤めていた研究所に併設された診療所でも多くの患者たちが周囲で起こる、不快で恐怖に満ちた体験を語り始めた。「太陽の街（シテ・ソレイユ）」と呼ばれるスラムに暮らす女性は、数日前に消えた息子がぼろきれのような姿で道端に捨てられていた体験を恐怖とともに語った。

怨嗟の声が社会に満ち溢れようとしていた。出口のないマグマが、エネルギーを溜め込むように社会全体が爆発寸前の混沌のなかで、大きなエネルギーを溜め込んでいるかのようだった。

二月に入ると、反政府運動は雪崩を打ったように、全国へ拡大していった。北部にあるハイチ第二の都市カプ・ハイシアンが反政府軍に掌握されたのが二月一二日。二月中旬には、首都ポルトープランスを除いて、国土の大半が反政府軍支配下に入った。二月二一日には、アメリカ国務省が同国国民と大使館員の一部に避難命令を発した。その四日後に、日本の外務省が邦人に退避勧告を発し、その二日後にすべての航空機が運行を取りやめ、私は一人、ハイチに残された。大使館は閉館し、館員たちはすでに隣国ドミニカ共和国に退避を完了していた。

最終的に空路が再開したのは、三月一〇日。その間に、大統領の亡命があり、首都での暴動と略奪があり、国連安全保障理事会による国連平和維持軍派遣の決定があった。夜間、ヘリコプターからのサーチライトが街を照らし、いたるところで、爆発音が響いた。

国際線が再開された日の空港は、混乱の極みにあった。空港は群衆によって何重にも取り囲まれ、自動小銃を手にした国連平和維持軍の兵士が警戒にあたった。人並みが揺れ、女が悲鳴を上げて倒れる。バッグの中身が飛び散った。

アメリカへ向かうハイチ人で満席だった飛行機に私も乗り込んだ。定刻より三〇分遅れての出発。シートベルト着用のサインが点灯し、飛行機は一気に高度を上げていった。上空で大きく旋回する。機体が左へ傾く。眼下にポルトープランスの街が見えた。デルマ、パコ、カリフォー、ペチョンビルといった町々……。

「お兄ちゃん、泣いているの？」

その時隣に座っていた女の子が言った。

「キャンディをあげましょう。だからもう泣かないで」

少女がキャンディを一つ差し出した。

「ありがとう。もう泣かないよ。本当にね」

そう答えた私の視界からポルトープランスが消えようとしていた。

その後のハイチ

ハイチを後にして一カ月ほど経った頃、『ニューヨーク・タイムズ』に一つの署名記事が掲載された。ハイチでの米の値段が二倍に上がり庶民の生活が苦しくなっているという。記事のなかでティム・ウエイナーという記者は、ハイチでの生活における一つの教訓として以下のような文章を書いた。

「物事がこれ以上悪くなることはないという言葉はハイチにはない。物事はこれ以上悪くなりようがないという以上に悪くなるし、またなってきた。それがハイチだ」

二月に始まった内戦に続き、九月にはハリケーンと洪水がハイチを襲い、二〇〇〇人を超える死者を出した。

二〇〇三年一二月、ハイチの政治的混乱が最高潮に達する前に帰国していた妻は、その二カ月後に、緊急帝王切開の末、男子を出産した。帰国せず、ハイチでの出産を決行していれば、どうなっていただろうと考えることに意味はないのかもしれないが、ふと、そうしたことが脳裏をよぎる。

内戦下にもハイチに残ることを選んだ須藤は、レオガンにあるサナトリウムで結核患者の治療を続ける一方で、食べ物がなくては何も始まらないと農作業に精を出していた。日本から木酢を取り寄せ、土壌を改良し、自給自足を目指していた。もし会えば、きっと次のようにでも言うと思う。

「あなたたち若い人は知らないかもしれませんが、私たち世代の人間にとって農作業は昔とった杵柄なのよ」

その彼女が、三年に一度の休暇をとって日本へ帰国していた二〇一〇年一月、ハイチで地震が起きた。三〇万人以上の死者が出て、一〇〇万人が住むところを失った。

ハイチ出国後の私は、三カ月ほどをニューヨークとボストンで過ごした後、帰国し、外務省で国際保健を担当する課長補佐として三年間霞が関で勤務したのち、ハイチで地震が起きた時には、長崎大学熱帯医学研究所へ着任していた。ハイチを後にして五年半が経っていた。

吉祥寺の喫茶店で会った彼女は「ハイチの知人とは全く連絡が取れません。どうして、自分が帰国したいまなのか」と、何もできない自分に涙ぐんだ。その姿を見て、私はハイチに行くことを決めた。須藤からは、安否が確認できればお願いしたいと言われ、何人かの名前を記したリストを渡された。そして地震の三日後、私は、国際緊急援助隊の一員としてハイチへ入った。青い空には雲ひとつなかった。

二週間にわたる医療支援のなか、彼女から渡されたリストの人々の安否を確認することはできなかった。首都ポルトープランスは壊滅していた。それでもかつて勤務していた研究所の仲間は、被害を免れた場所で救援活動を展開していた。

内戦下でも暮らしていたアパートは全壊していた。もはやかたちのなくなったアパートの前には、十数本のローソクが立てられ、炎が風に揺れていた。収容された遺体の数だと教わった。

山登りを始めたわけ

ハイチ大地震後の緊急支援の翌二〇一一年には、東北を中心に東日本大震災が起こった。三月一一日（金曜日）一四時四六分一八秒のことだった。その時、私は出版の打ち合わせのため、神田神保町にいた。足元が大きく二度揺れたかと思うと、目の前の本が落ちてきた。

首都圏では、列車の運行がすべて停止し、その夜の東京は帰宅する人の群れで溢れた。震源は、牡鹿半島の東南東約一三〇キロメートル、深さ約二四キロメートル。太平洋プレートと北米プレートの境界域で、マグニチュード九・〇の海溝型地震だった。福島、宮城、岩手、東北三県の太平洋沿岸部は、地震によって発生した津波で壊滅的な被害を受けた。

震災の翌日、東京から新潟経由で東北に入り、支援活動を開始した。東北自動車道は通行止めになっていた。

そんなある日、よく晴れた午後の海岸へ出てみた。破壊された堤防の傷跡は痛々しく、鉄橋は跡形もなく崩れ落ち、折れ曲がった鉄路は、太陽の下で赤錆びた色をさらしていた。空はあくまで青く、海はあくまで蒼かった。穏やかな水面には、渡り鳥が羽を休め、風が海上を吹き渡る。波音に驚いた渡り鳥が一斉に飛び立つ。水面が波打つ。

どこまでも平穏で美しい景色が広がっていた。これが、地震や津波を引き起こした同じ惑星の営みであることに眩暈を覚えたことをいまでも鮮明に思い出す。

この一〇年で、何人もの大切な人が逝った。ガーナ、ケニアとアフリカで働き、「アフリカ」が好きだった若い友もいれば、酒をこよなく愛した年長の友もいた。幼い頃から休みの度に遊びに行っていた田舎の祖母や、叔父、叔母など、だ。

個人的なことを記せば、この頃から山登りを始めた。無性に自然のなかに一人の自分を置いてみたいと思ったことがきっかけだった。穂高や槍ヶ岳、八ヶ岳、北海道の山を歩いた。

上ホロカメットク山から十勝岳を歩いたのは、その年の晩夏だった。上ホロカメットク山頂から南西には富良野岳が見え、さらに十勝岳山頂からは北北東に、古からこの地に暮らしていた人々が「カムイミンタラ＝神々の遊ぶ庭」と呼んだ丘陵が、見渡す限りに広がっていた。その先にあるのは、オプタテシケ山、そしてトムラウシだ。空は高く澄み、前日までの雨が嘘のように晴れ渡った。見下ろせば富良野平野の緑豊かな、実りの風景があった。そして何より、歩けば疲れ、休めば回復し、汗が引くと、冷たい風に身震いする身体を感じる。積極的忍耐を要求する山は、私という存在が、大きな自然のなかでいたって小さなものだということを教えてくれた。

人間にとって「細菌」とは

その後にも、ネパールの震災支援、バングラデシュのロヒンギャ難民支援、コンゴ民主共和国のエボラ出血熱対策にも出かけた。

研究プロジェクトとしては二〇一六年に「ぷープロジェクト」を立ち上げた。「ぷー」とは、英語の幼児語で「ウンチくん」を意味する。プロジェクトは文字通り「うんち＝便」を集め、そのなかの腸内細菌叢をできる限りありのままに保存する。同時にそれが環境適応や健康に与える影響を評価しようとするものである。

近年の研究は、北米やヨーロッパに暮らす人々、あるいは日本人の腸内細菌叢は狩猟採集民や高地住人、砂漠の民といった伝統的な生活を守っている人々のそれとは構成が大きく異なることを明らかにしつつある。

狩猟採集民や高地住人、砂漠の民の腸内細菌叢は、欧米化した人々よりはるかに多様性に富む。逆に言えば、こうした事実は、私たちが近代化の過程でいかに多くの細菌を失ったかということを示す。

細菌は集団としての可塑性が高い。完全に失わなければ、可塑性は残る。至適な環境さえ与えられれば、細菌は二〇分ほどで二倍に増殖する。二四時間あれば、一個の細菌は、約五×一〇の二一乗個、すなわち五〇垓《がい》個にもなる。垓は、億、兆、京ときて、その次の単位である。こうした高い潜在的増殖能力が細菌の高い可塑性を担保する。そして、それが生態系における微生物の核心となる。しかしそれも細菌が残っていればの話である。細菌がもし私たちの身体内から完全に失われたとすれば、その可塑性が機能することはない。

過去一世紀の近代化の過程で、私たちの身体からは多くの細菌が消えていった。あるいはいま、消えつつある。

近代化やグローバル化の波は、それを好ましいと思うか否かは別として、大きな人類史の流れであることは間違いない。いま、地球上に産業革命以前の生活を送っている人は皆無に近い。否、ペニシリン発見以前の生活を送っている人さえいない。それでも、伝統的な生活を守って生きている人々や未だ完全に近代化していない社会に暮らす人々はいる。あるいは、四〇〇〇メートルを超える高地や乾燥した砂漠、北極圏やアマゾンといった厳しい環境に暮らす人々。そうした人々の腸内細菌叢は、過去に私たちが持っていた細菌叢に近いものである可能性がある。とすれば、それを保存し、あるいは、健康や環境適応との関係を調べる意味はあると考えた。それが「ぷープロジェクト」の目的となる。

調査は、ネパール西部、標高三五〇〇メートルを超える回廊、ムスタンから始まり、アンデス高地やエチオピア高地へ向かう。

「人間の大地」

二〇二〇年、新型コロナウイルスがパンデミックを起こした。昭和一三（一九三八）年と一四（一九三九）年生まれで、ともに八〇歳を超える両親とは、緊急事態宣言が全国に出される前の、三月下旬に久方ぶりに広島の実家に帰省して以来、電話で話をしていても実体としての二人には会っていない。その年老いた手に触れていない。単身赴任のため、東京にいる家族ともだ。そうした自粛は五カ月を超えた。頭では理解できていても、社会的距離は、長年私たち人間が紡いできた、他者との関係や身体的共鳴、共感といったものを一つずつ奪っていく感覚に襲われる。

私たちは、言葉を持つ以前から、集団で音楽を演奏し、それを聴き、食事をともにすることによって、生きるために必要な身体的共鳴や共感を共有してきた。流行が収束した後に、再び制約が解消された時、私は、私たち一人ひとりが、他者に共鳴し、共感する存在でありたいと思う。

犬養道子氏は著書『人間の大地』の最後「ローマ人たちへの手紙」で次のように書いた。

「けだし、万物は陣痛の苦の中でもだえつつ人の子ら（人間）の和解を待ち望む……」

第四部

コロナ時代の羅針儀

新型コロナウイルスが世界をかけめぐる。こうしたなか、私たちは何を守り、何を変えるべきなのか。感染症と社会、コロナ時代の私たちについて考えてみたい。

第6章　選択可能な未来へ

私たちが守るべきもの

新型コロナウイルスによる感染流行が始まって以降、それをウイルスとの戦争にたとえる論調が相次いだ。フランス大統領エマニュエル・マクロンは、三月一二日のテレビ演説で、「私たちは戦争状態にある」と国民に向けたメッセージを発信し、三月一八日にアメリカ大統領であるドナルド・トランプは自らを戦時下の大統領に任じた。私たちが直面している事態は戦争なのか。

結論からいえば、いま私たちが直面している状態は、決して戦争ではない。

理由は、幾つかある。第一に、これが戦争であれば、そこには倒すべき相手がいなくてはならないということ。しかしいまの私たちの前にあるのは、倒すべき相手ではなく、守るべき相手だということ。守るべき相手とは、感染した人であり、この脅威によって経済的にも社会的にも大きな影響を受けている人々である。戦争という言葉は、私たちに、そうした基本的な事実を忘れさせてしまう。

大切なものを守るために、私たちは、社会的距離をとり、外出を控えた。各国でも、都市封鎖が行われた。今後も一定程度の社会的距離は必要となるだろう。

社会的距離をとることの目的は何か。社会的距離は、流行の広がりを防ぎ、何より流行の速度を遅くする。それは、ピーク時における感染者数を抑制し、医療崩壊を防ぐことに貢献する。

医療が崩壊すれば助けることのできる命さえ奪われる。医療崩壊を防ぐことによって、救える命が救われる。これが医療崩壊を防ぐ第一の目的となる。

第二に、医療崩壊は、私たちに命の選別を迫る。崩壊したなかで残る数少ない受療機会は、だれが優先的に医療を受けることができるかという厳しい判断を、迫るものとなる。倫理の問題であると同時に、私たちのこころの問題となる。その選択は、どのような選択をしようと、選択をしたもののこころに、消えることのない負債を残す。

そして何より、それを仕方ないと受け入れる過程で、私たちは自らの行動を正当化し、それに慣れていく。慣れていく過程で、社会のなかにおいて、最も弱い人を守らなくてはならないという、極めて重要で基本的な倫理観が次第に麻痺していく。それが何より恐ろしい。

外出を控え、自粛をするもう一つの意味

流行速度を遅くするということは、医療崩壊を防ぐと同時に、病原体の進化といった側面からも大きな意味がある。流行速度を遅くすることで、ウイルスを「弱毒化」に向かわせることができる。

そもそもウイルスは、自分だけでは生きることができない。生物か否かの議論は別にして、ウイルスは少なくともその複製に宿主を必要とする。そして、複製の過程で、さまざまな種類のウイルスを作り出す。なかには弱毒のものもあれば、強毒のものもある。どのウイルスが支配的になるかは確率論の世界の話になるが、穏やかな流行は弱毒化への淘汰圧として働く。

例えば増殖の過程で、弱毒と強毒の二つのウイルスが出現したとして、流行が緩やかだと、強毒ウイルスは、次の宿主に感染する前に宿主である人間を殺してしまい、自らを次世代へ残すことができない。一方、弱毒ウイルスは宿主を殺すことなく、宿主と長く共存し、次の宿主へと感染していく。結果として、流行が緩やかな状況下では弱毒ウイルスが優勢となる。

第一次世界大戦末期に流行し世界中で五〇〇〇万人とも一億人ともいわれる被害を出し

たスペイン風邪は、第一波よりその翌年に起きた第二波での致死率のほうが高かった。スペイン風邪が流行を始めた一九一八年は、第一次世界大戦末期で、アメリカがヨーロッパ戦線への参戦を決めた次の年だった。若い兵士たちは船で大西洋を渡り、西部戦線へと向かった。船は込み合い、前線では兵舎や塹壕で、多くの兵士が密集した。それがウイルスの拡大に格好の土壌を提供した。一方、世界的に見れば、第一次世界大戦は、人や物資を、植民地を巻き込んで動員した、まさに初めての世界規模の大戦であった。増大する物流や、動員を含めた人の移動が流行を、それまでにない速さで広げた。その速い拡大速度が病原性を高め、高い致死率をもたらした可能性は高い。

ウイルス自身が意思を持って、弱毒化するとか強毒化するということはない。しかし、流行の速度は、ウイルスの選択に対して、淘汰圧という進化の駆動力を通して大きな影響を与える。

新型コロナウイルスに関して、感染力や毒性がどれほどのものかは、現時点では未だ評価が定まっていない。だとしても、流行の速度を遅くすることで、私たちは、弱毒ウイルスの選択確率を高めることはできる。そしてそれは、ウイルスとの穏やかな共存状態への移行を可能にする一筋の道ともなる。そこに、外出を控え自粛するもう一つの意味がある。

自覚的であるべきこと

こうした自粛要請や都市封鎖は、移動や旅行の自由といった私権の制限を伴う。それについて、ドイツのメルケル首相は三月一八日、国民に向けてテレビで演説をした。少し長くなるが引用したい。

演説は「親愛なるドイツにお住まいの皆様」という言葉で始まり、「コロナウイルスは現在わが国の生活を劇的に変化させています」と続く。そして次のように言う。

「開かれた民主主義に必要なことは、私たちが政治決断を透明にし、説明すること、私たちの行動の根拠をできる限り示して、それを伝達することで、理解を得られるようにすることです。（中略）

連邦政府と各州が合意した閉鎖措置が、私たちの生活に、そして民主主義的な自己認識にどれだけ厳しく介入するか、私は承知しています。（中略）

私は保証します。旅行および移動の自由が苦労して勝ち取った権利であることを実感している私のようなものにとっては、このような制限は絶対的に必要な場合のみ正当化されるものです。そうしたことは民主主義社会において決して軽々しく、一時的であっても決められるべきではありません。しかし、それは今、命を救うために不可欠なのです」
（林フーゼル美佳子氏訳）

移動や旅行が個人の自由でなかった旧東ドイツ出身で、そうした権利は天与のものではなく、自ら獲得すべきものだということを誰よりも知っている、そんな彼女がそれでも「自由を制限する必要がある」と、国民に理解を求めた言葉であった。

私権の制限は、それほど、社会や個人に大きな痛みを与える例外的な措置である。私権のあり方とその制限に関しては、それを要請する側も、それを受け取る側も、自覚的であってほしい。少なくとも私自身は自覚的でありたいと思う。

それは、ポストコロナ社会において、感染予防のためには、強い監視的国家がよいのか、市民のエンパワーメントによる民主主義的手法に則った社会がよいのかといった議論にも通じるものとなる。ともすれば、緊急時の強権的私権の制限は、その後の日常にもその影を残し続ける。そのことにも自覚的でなくてはならない。

パンデミックは社会変革の先駆けとなる

歴史を振り返れば、私たちは、幾度ものパンデミックを経験してきた。一四世紀ヨーロッパで流行した黒死病（ペスト）やコロンブスの再発見後の一六世紀新大陸で見られた旧大陸感染症の大流行。一九一八年から一九年にかけて世界を席巻したスペイン風邪などである。

黒死病によって、当時のヨーロッパ世界は、人口の四分の一とも三分の一とも推定される人を失った。コロンブス再発見以降の一六世紀南北アメリカ大陸は、麻疹や天然痘、結核といった感染症によって人口の実に八割以上を失った。それがスペインの植民地進出を許す要因ともなった。

一九一八年のスペイン風邪は、五〇〇〇万人とも一億人とも推計される死亡者を出した。一九一八年当時の世界人口は一八億人ほどだった。パンデミックがもたらす被害の大きさがわかる。

そうしたパンデミックは時として、社会変革の先駆けとなってきた。

中世のペストがヨーロッパ社会に与えた影響は、少なくとも三つあった。

第一に、労働力の急激な減少が賃金の上昇をもたらした。農民は流動的になり、農奴やそれに依存した荘園制の崩壊が加速した。

第二に、ペストの脅威を防ぐことのできなかった教会はその権威を失い、一方で国家というものが人々の意識のなかに台頭してきた。

第三に、人材の払底が既存の制度のなかであれば登用されることのない人材の登用をもたらし、社会や思想の枠組みを変える一つの原動力になった。結果として、封建的身分制度は実質的に解体へと向かう。同時にそれは、新しい価値観の創造へとつながっていった。半世紀にわたるペスト流行の後、ヨーロッパは、ある意味で静謐で平和な時代を迎えた。それが内面的な思索を深めさせたという歴史家もいる。そうした条件が整うなかでやがて、ヨーロッパはイタリアを中心にルネサンスを迎え、文化的復興を遂げる。

ペスト以前と以降を比較すれば、ヨーロッパ社会は、まったく異なった社会へと変貌し、変貌した社会は、強力な主権国家を形成する。中世は終焉を迎え、近代を迎えたヨーロッパは、やがて新大陸やアフリカへと踏み出していくことになる。これがペスト後のヨーロッパ世界であった。

疾病構造も変化した。

ペスト流行以前のヨーロッパにおいて、ハンセン病は一貫して重要な病気であり、療養所（レプロサリウム）が各地に建設された。一三世紀頃、ヨーロッパには二万近い数のレプロサリウムが存在した。にもかかわらず、一四世紀に入ると、ヨーロッパで新たなレプロサリウムが建設されることはなくなった。

コロンブス以降の一六世紀南北アメリカでも感染症は社会を大きく変えた。天然痘や麻疹といった、新大陸にはなく、旧大陸にのみ存在した感染症の広範かつ急激な流行の後に出現した社会は、それまでの現地の人々が暮らしてきた社会とは異なる、スペインを中心とする別世界となった。歴史学者のウィリアム・H・マクニールは以下のように述べている。

「聖なる理法も自然の秩序も、はっきりと原住民の伝統と信仰を非としている以上、抵抗ということにどんな根拠が残っていたと言うのか。スペインの征服事業が異常なほどの容易さだったこと、また、わずか数百人の男が広大な地域と数百万の人間をがっちり支配し得た事実は、このように考えて初めて理解できる」

（『疾病と世界史』ウィリアム・H・マクニール著、佐々木昭夫訳、中公文庫〈下〉）

パンデミック後に時として出現する新たな社会は、独立した事象として現れるわけではなく、歴史の流れのなかで起こる変化を加速するかたちで表出する。一四世紀のペスト流行の時も、一六世紀南北アメリカでの感染症流行の時もそうだった。

さらにいえば、一九一八年のスペイン風邪流行時もそうだったと思う。流行後に起こったことは、新興国アメリカの世界史の舞台における台頭だった。アメリカは、その後、世界の政治や経済の中心となっていく。

新型コロナウイルス感染症の流行が今後どのような軌跡をたどるのか、現時点で正確に予測することはできない。ただ流行が拡大し、遷延すれば、あるいは新型コロナウイルス感染症とは異なるが致死率の高い感染症が今後流行すれば、私たちは、私たちが知る世界とは異なる世界の出現を目撃することになるだろう。それがどのような社会かは、もちろんわからない。しかしそれは、一四世紀ヨーロッパのペスト流行時のように、旧秩序《アンシャンレジーム》に変革を迫るものになるかもしれない。そうした変化は、流行が収束した後も続く。後から振り返れば、世界の秩序の転換点だったということになったとしても不思議はない。

繰り返しになるが、感染症は社会のあり方がその様相を規定し、流行した感染症は時に社会変革の先駆けとなる。そうした意味で、感染症のパンデミックは極めて社会的なものとなる。その時代、時代を反映したものとして、という意味ではあるが。

歴史が示す一つの教訓かもしれない。

「社会」が感染症を選び取る

これまで私たち研究者は、なぜ、ある感染症が流行するのか、その原因を一生懸命に考えてきた。しかし、どうやらその「考え方」は「逆」ではないかと、最近思い始めている。流行する病原体を選び、感染症のパンデミックを性格付けるのは、「社会のあり方」ではないかと。

古くは、中世ヨーロッパの十字軍や民族移動によってもたらされたハンセン病。産業革命が引き起こした衛生環境の悪化が広げた結核。世界大戦という状況下で流行したインフルエンザ、植民地主義と近代医学の導入がもたらしたエイズ……。その意味では、今回の新型コロナウイルス感染症や未だアフリカを中心に流行収束が見られないエボラも例外でない。

ヒトの行き来により格段に狭くなった世界。とどまるところを知らない熱帯雨林の開発や地球温暖化。それらと相まって、野生動物の生息域が縮小し、ヒトと動物の距離が縮まった。野生動物と共存していたウイルスは調和を乱され、行く場所を求めてヒト社会に入り込んでくる。新興感染症がひんぱんに発生する理由はそこにある。

加えて、増加した人口、都市への密集、世界の隅々まで発達した交通網が感染拡大の原動力となる。現代社会は、新型コロナウイルスのようなウイルスの出現と拡散の双方にとって「格好」の条件を用意しているのである。それは社会のあり方が変わることによって、さらに変わっていく。

私たち人間社会は、これまでにも変わってきた、そしてこれからも変わっていくだろう。その時にどのようなウイルスが流行するか、それは、社会のあり方が規定する。そしてその時々のウイルスは、常に、私たち人間社会の脆弱な点を突くかのように流行するだろう。

そうした考え方に立てば、ウイルス感染症にとって「強い」すなわち強固な社会というものの絶対的なかたちというものはないことになる。だとすれば、ウイルスのパンデミックが今後も起こることを前提にした社会を創っていくことは、一つの重要な選択肢になる。そして、それはおそらく、多様で、変化に柔軟な社会ということになるのではないか。そうした社会は、監視的で強権的な社会では達成できない。市民のエンパワーメントを通じた民主的手法を通じた社会が求められる所以でもある。

選択可能な未来へ向けて

問題は、それがどのような社会かということになる。国民国家からそれを超えた国際的な連帯への転換点となるのか。あるいは監視的分断社会の訪れの始まりになるのか。人や物、情報が地球規模で流動化するグローバル化によって今回のパンデミックが特徴づけられるとすれば、世界がこれほど驚愕している姿は示唆的でもあった。

コロナ後の社会が、情報技術（ＩＴ）を主体にした社会へと転換するのは間違いない。

しかし情報技術はあくまで道具であって、目的ではない。それをどのように使うかは、私たち一人ひとりが考えるべき問題として残る。

その時に大切なことは、明日への「希望」だと思う。

二〇年以上も前に、アフリカでエイズ対策をしていた。現在のような治療薬はなく、予防が唯一私たちにできる対策だった。村から村へと回り、感染予防の重要性を説く。しかし、それがなかなか上手くいかない。ある日、一人の青年がつぶやく。「一〇年後は、エイズじゃなくても飢餓とか暴力とか、戦争で亡くなっている。いま、エイズ予防をする意味はあるのか？」

対策がうまくいかなかったのは、彼／彼女らの理解が足りなかったわけでも、私たちの説明が悪かったわけでもなかった。ただ、彼／彼女らが、一〇年後の自分を想像できなかったからだった。

社会がどうあるか、どう変わっていくか、どういう希望のもとにあるべきか、というのは、一人ひとりの心のなかにしかない。それが合わさって、未来への希望につながる。言葉を換えて言えば、選択可能な未来は私たちのなかにしかないということかもしれない。

多くの災厄が詰まっていたパンドラの箱には、最後に「エルピス」と書かれた一枚の紙が残されていた。古代ギリシャ語でエルピスは「期待」とも「希望」とも訳される。パンドラの箱を巡る解釈は二つある。パンドラの箱は、多くの災厄を世界にばら撒いたが、最後には希望が残されたとする説と、希望あるいは期待が残されたために人間は絶望もすることもできず、希望とともに永遠に苦痛を抱いて生きていかなくてはならなくなったとする説である。

パンドラの箱の物語は多分に寓意的であるが、暗示的でもある。しかしそれがどちらであろうと、希望を未来へとつなげていくのは私たち自身でしかない。

書誌解題

以下では、補足的な意味も含めて、本書に関連する書誌の解題を行ってみたい。筆者が、これまでに読んできて、また、いまも繰り返し読んでいる本の数々である。順不同で。

1.『疾病と世界史（上）（下）』 ウィリアム・H・マクニール著、佐々木昭夫訳　中公文庫

著者のウィリアム・H・マクニールは、文明は感染症を貯蔵する装置として機能し、感染症の定期的流行は集団に免疫を付与してきたという。それぞれの文明は固有の感染症を貯蔵し、文明圏に属している人々は固有の感染症に対する免疫を獲得する。こうした疾病レパートリーを持ったそれぞれの文明を「疾病文明圏」と呼ぶ。異なる文明圏では戦争や交易といった接触を通して疾病の交換が行われ、それぞれの文明圏における疾病レパートリーは増加する。同時にそれぞれの文明圏の持つレパートリーは均質化していくというのがマクニールの主張である。

著者はカナダ生まれで、一生を通じた研究テーマは「西洋の台頭」であり、西洋文明が他の文明に及ぼした影響であった。が、著作を通して感染症研究者に与えた影響は大きい。私自身、この本を読んで、感染症に関わる学問の道を志したという研究者に欧米で数多く出会った。

2.『微生物の狩人（上）（下）』ポール・ド・クライフ著、秋元寿恵夫訳　岩波文庫

顕微鏡を自作し、人類で初めて肉眼で見えない微生物を見た一七世紀オランダのレーウェンフック。生物の自然発生説を否定したフランスの人、パスツール。結核菌やコレラ菌を発見し、病原体の概念を確立したドイツの人、コッホなど、一三人の、近代細菌学を作り上げた研究者の生涯を描いた本。当時、それぞれの研究者が何を為したか、物語風に記している。それは決して、美談だけでなく、その人、一人ひとりの個性が垣間見られる。

文体は古く、やや講談調だが、それに慣れると、なんだか、その文体がこの本にマッチして感じられる。**『近代医学の建設者』（メチニコフ著、宮村定男訳　岩波文庫）**も合わせて読みたい。コッホやパスツールを直接知るメチニコフが、彼らとの思い出を含めて、当時を回想している。

3.『悲しき熱帯（上）（下）』 クロード・レヴィ＝ストロース著、川田順造訳 中央公論新社

構造主義の生みの親である、フランスの文化人類学者クロード・レヴィ＝ストロースが、一九三〇年代ブラジルの少数民族を訪ねた旅の記録をまとめた自伝的紀行文である。今回、コロナ禍のなか、三〇年ぶりくらいに本書を再読した。終章にある「世界は人間なしに始まったし、人間なしに終わるだろう」という言葉は、私たちが、ウイルスとの共生やヒト以外の生き物との共生を考える上でも基礎となる。

4.『歴史とは何か』 E・H・カー著、清水幾太郎訳 岩波新書

「歴史とは、歴史家と事実の間の相互作用の不断の過程であり、現在と過去との間の尽きることを知らぬ対話なのであります」というカーの言葉は、歴史研究者ばかりでなく、その後の人々に多くの影響を与えた。未来への展望は過去への眼差しから生まれるという古くて新しい事実を教えてくれる。カーは、イギリスの外交官で、のちにケンブリッジ大学歴史学の教授。訳者の清水幾太郎は、戦後の平和運動、六〇年安保の理論的支柱として活躍したが、その後『核の選択』を書き思想的転向をする。筆者ではその人物を語りきれない不思議な人物である。

5.『伝染病の生態学』 F・M・バーネット著、新井浩訳 紀伊國屋書店

感染症をマクロな生態学の立場から解説した本である。著者のF・M・バーネットはオーストラリア生まれのウイルス学者・免疫学者で、クローン選択説や免疫的寛容に関する基礎研究で一九六〇年のノーベル生理学・医学賞を受賞した。やや古い本であるが、生態系や、その変化のなかで感染症を考える上では、いま読んでも新鮮である。環境破壊や地球温暖化が地球規模の課題となるなか、感染症をそうした問題と合わせて考える上でもお勧めの一冊となる。

6.『銃・病原菌・鉄』 ジャレド・ダイアモンド著、倉骨彰訳 草思社

解説する必要もないほど有名になった本である。進化生物学者のジャレド・ダイアモンドは、本書で、ヨーロッパ人が他の大陸を征服することに成功したのには、ユーラシア大陸の環境要因が大きな影響を与えたと説く。家畜との接触を通し、社会が感染症に対する免疫を獲得した強さが、スペイン人の新大陸進出を許したと述べる。この視点は、ウィリアム・H・マクニールと共通する。

7.『復活の日』 小松左京著

8.『日本沈没』 小松左京著

『復活の日』は一九六四年に早川書房から、『日本沈没』は一九七三年に光文社から出版される。

『復活の日』では、イギリス陸軍の細菌戦研究所から新型ウイルスが全世界に広がった結果、夥しい犠牲者が出てなお流行は終わらず、人類は絶滅の危機を迎える。危機を救ったのは、中性子爆弾の爆発。南極大陸に滞在していた各国の観測隊員約一万人は、その悲劇を生き残り、人類再生の道を歩みだす。人類は破滅の淵にまで追い込まれたが、世界各地には、多くの文明遺産が残っていた。それが、再生を速やかなものにするという希望に満ちた見通しとともに物語は終わる。この本を読んだ時、筆者は、「パンドラの箱」の寓話を思い出した。多くの災厄が詰まっていたパンドラの箱には、最後に「エルピス」と書かれた一枚の紙が残されていた。古代ギリシャ語でエルピスは「期待」とも「希望」とも訳される。

『日本沈没』は、日本列島近傍のマントル流に急激な変化が起こっており、結果として、日本列島の大半が海底に没するというストーリーの物語である。比較文明史家の福原が日本人国外脱出の計画を策定するところで、物語は終わりを迎える。

終戦時に一四歳だった小松は、戦争体験を、もし戦争が続いていれば、一億玉砕を叫んだ当時の軍部指導のもと、自らも武器を取り、敵と戦い、戦場に倒れていただろうと後年語っている。生き残ったものの責任として、簡単に一億玉砕を叫んだ当時の指導部に対し、国がなくなるということがどういうことか、自ら考え、それを示したかったのが、執筆の動機となったという。私たちが、コロナ時代の日常を考える上でも示唆に富む。

個人的には、難解だが、**『果しなき流れの果に』**も好きだ。小松が生きていれば、このコロナ禍について、どのようなコメントを寄せたか、聞きたい気がする。

9.『史上最悪のインフルエンザ』　アルフレッド・W・クロスビー著、西村秀一訳　みすず書房

本書は、一九一八〜一九年のインフルエンザ（通称「スペイン風邪」）の全貌を明らかにした本である。著者のクロスビーは、当時の第一次世界大戦をとりまく世界情勢やヨーロッパの様子だけでなく、一人ひとりの人間観察まで詳細に記録を掘り起こし、記述した。その上で、このインフルエンザがこれだけ大きな被害を出しながら、その後忘れられた原因を第一次世界大戦に求める。戦争は人々が見る風景を変えたが、疫病はそうした変化をもたらさなかった。ゆえに忘却されたと。天然痘やポリオのように明らかに目に見える瘢痕《はんこん》や障害を起こす病気でなかったことが、このパンデミックを忘れさせたのだと。この警鐘はいまも重く響く。

クロスビーには、**『ヨーロッパ帝国主義の謎』**（佐々木昭夫訳　岩波書店）という著作もある。これは、生態学的視点から西洋文明の広がりを、すなわち、ヨーロッパ帝国主義を捉え直すものであり、合わせて読んでみたい。

10.『豚インフルエンザ事件と政策決断』リチャード・E・ニュースタット、ハーヴェイ・V・ファインバーグ著、西村秀一訳　時事通信出版局

一九七六年、アメリカ政府は、新型インフルエンザの脅威から国民を守るために、全国民を対象とする前代未聞の大規模ワクチン接種事業に着手した。二カ月余りで四〇〇〇万人がワクチン接種を受けたところで事業は中断した。予想された脅威はやってこず、ワクチン接種による副作用は五〇〇人超の人々を苦しめた。二人のハーバード大学教授によって著された、公的政策の意思決定における、明瞭で具体的な教訓に満ちた事例研究の書である。科学と政治を考える上で、現在でも参考にすべき書である。訳者の西村は、インフルエンザウイルスの研究者で**『史上最悪のインフルエン**

ザ』（みすず書房）の訳者でもある。

筆者は、本書を読んで、かつて読んだ**『ベスト&ブライテスト』（デイビッド・ハルバースタム著、浅野輔訳　サイマル出版会）**を思い出した。ケネディ政権下に集まったロバート・マクナマラを中心とした「最良にして最も聡明な」人材が、政策を過ち、ベトナム戦争という泥沼への道を選択していく。その、なぜ間違った決定をしたかという過程を綿密に取材した書である。著者のデイビッド・ハルバースタムは、『ニューヨーク・タイムズ』の記者である。

11．『流行性感冒　「スペイン風邪」大流行の記録』内務省衛生局編

大正一〇（一九二一）年、一九一八～二〇年のインフルエンザ収束の翌年に出版された、一〇〇年前のスペイン風邪の日本における流行の様相、病理、予防を記載した貴重な資料である。当時のポスターなどもあり、一〇〇年前の状況が眼前によみがえる。大正一〇年といえば、首相の原敬が東京駅で刺殺された年でもある。

以前は、古書店でも入手困難であり、筆者も二〇〇六年頃、資料として購入しようと、神田の古書店何店かに依頼したが、その時は、入手が叶わなかった。二〇〇八年九月に平凡社から東洋文庫の一冊として出版され、それを入手したことを思い出す。

12.『デカメロン』　ジョヴァンニ・ボッカチオ著、野上素一訳　岩波文庫
13.『疫病流行記』　ダニエル・デフォー著、泉谷治訳　現代思潮社
14.『ペスト』　アルベール・カミュ著、宮崎嶺雄訳　新潮文庫

ペストを題材にとったペスト文学とでも呼ぶべき一群の本のなかで、頭一つも、二つも抜けた三冊である。

ジョヴァンニ・ボッカチオの『デカメロン』は、一四世紀のペストに見舞われたフィレンツェから隠遁した一〇名の男女が、毎日一人一つの物語を一〇日間にわたって語る、全体で一〇〇の物語からなる、艶笑も含む短編集である。読破するには根気がいるが、当時のようすがわかる。

ダニエル・デフォーの『疫病流行記』は、一六六五年にペストがロンドンを襲った時のようすを書いた本。物語は、主人公の馬具商の視点で語られる。裕福な人々は真っ先に、家族、使用人もろとも地方に引っ越す。裕福でない人も、ロンドンから脱出しようとするが、いろいろと悶着が起こる。まじないや、インチキ薬であくどく儲ける人たちが現れ、行政は、患者の家を罹患していない家族共々封鎖し、ペストを閉じ込めようとする。死体の処理に追いつかず、とてつもない大きさの埋葬用の穴がいくつも掘られるが、あっという間に埋まる。芝居や宴会は禁じられ、お互いに感染者ではないかと、疑心暗鬼となる。流行は、およそ一年間続き、やがて収束する。こうした推移を主人公は冷静かつ客観的に淡々と述べていく。このロンドンでのペストの流行中、故郷のウールスソープへ帰郷した人物に、まだ二〇歳代前半のアイザック・ニュートンがいた。ニュートンは、この休暇とも呼べる一年に、万有引力の発見、光学における画期的発見、微積分法の発見という、どれ一つ取っても科学史にその名が残る発見をした。

『ペスト』は、フランスの作家アルベール・カミュの手になる。出版は一九四七年で、まだ、第二次世界大戦の余燼《よじん》がくすぶるなかで書かれた本である。主題に、大戦の影響が色濃く残る。本自体は、フランスの植民地であったアルジェリアのオランをペストが襲い、苦境のなか、さまざまな人々がその困難に立ち向かう様子が描かれている。本のなかには、示唆や暗示に富む言葉が多くある。

「災厄はいつ襲いかかってくるかわからないのに。私たちは警戒を怠っている。初めは現実を直視できない。徐々に不安が膨らむ。とまどい、混乱し、おびえる。疑心暗鬼になり、周囲に怒りをぶつける。差別や分断が生まれる。そして、未来が見えなくなる」

「ペストの日ざしはあらゆる色彩を消し、あらゆる喜びを追い払ってしまった」

「ペストはすべての者から、恋愛と、さらに友情の能力さえも奪ってしまった」

「絶望に慣れることは絶望そのものよりもさらに悪いのである」

15.「大疫病流行記」寺山修司

16.「疫病流行記」寺山修司、岸田理生作　吉野翼構成・演出

「疫病流行記」に関していえば、寺山修司作の舞台劇もある。一九七五年初演で、二〇一九年にも「岸田理生アバンギャルドフェスティバル・リオフェス」で上演された。

寺山が、アントナン・アルトーの「ペストと演劇」という論文に影響を受けて創作した前衛劇である。非常に多くの人がペストで死んだという歴史的事件を例に引いて、死者を調べてみたら、誰一人としてペスト菌に感染しているものはいなかった。人々は、ペストに感染したという幻想に取り付かれて死んでしまったのである。

「神を殺して、仏を売って、何の南があるものか。地獄。煉獄。水しぶき。歴史を書くのは右の手で、舵をとるのは左手だ!!」

その町には不可思議な疫病が流行し、人々は扉を閉め、家に閉じ籠り、町は孤独に包まれている。客足が途絶えたキャバレーの主人は、客を呼び込む為に音楽を流して疫病を祓う。そこに現れる一人の女が語る。

「あたしの名前は、病気です」

北のない羅針盤を手に、まだ見ぬ南に想いを馳せる登場人物たち。

17.『ペスト大流行』　村上陽一郎著　岩波新書

日本人が書いたペストの歴史書では、これが一押しである。古代のペストから記述が始まるが、中心は中世ヨーロッパで「黒死病」と呼ばれたペストとなっている。人々の恐れやパニック、ペストを巡る神学上、医学上の論争が描かれている。著者の村上陽一郎は、主に物理学分野での科学史、科学哲学史を専門とする。その意味では、まったくの異色ではないが、村上にとっては珍しい感染症を対象とした医学史となっている。合わせて、佐藤賢一の**『英仏百年戦争』（集英社新書）**を読むと、ヨーロッパ中世の封建制度がどのように崩壊へと向かい、国民国家が形成されてきたか、あるいは、私たちがいかに、国民国家が形成されたあとの歴史観で、それ以前の歴史を見ているかがわかる。

18.『新型インフルエンザ　世界がふるえる日』　山本太郎著　岩波新書

19.『感染症と文明　共生への道』　山本太郎著　岩波新書

20.『抗生物質と人間　マイクロバイオームの危機』　山本太郎著　岩波新書

筆者がこれまで書いたなかから三冊取り上げたい。

それぞれに、それぞれの本を書いた時間を思い出す。どの本も、構想から資料の収集、書き下ろし、校正と少なくとも二年以上の月日が必要だった。

そしていま、私たちが暮らす世界を新型コロナウイルスが襲う。十数年という時間が、短い時間でなかったことを自覚する。

『新型インフルエンザ　世界がふるえる日』を書いた時は、外務省国際協力局に課長補佐として勤務していた。新型インフルエンザ発生の危機が外交上の大きな議題となるなか、それに対する国際協力の現状を、持てる国と持たざる国の間の確執を含めて、インフルエンザを巡る世界を描きつつも、エピローグでは、ウイルスの封じ込めに失敗した国際社会と、それに驚愕する人々を仮想現実的に描いた。最終的に世界は、集団免疫を獲得しパンデミックは終息するが、その被害は大きかった。世界がふるえる日との副題は、まさにパンデミックに世界が震撼した状況を表す。

少し長くなるが、引用してみる。

「インフルエンザは燎原の火のように各地に広がっていった。

二月にアジアの片隅で始まった流行は、ほぼ二カ月でアジア全域に広がり、五月にはオーストラリア、六月には中東、ヨーロッパ、七月には南北アメリカ大陸へと広がっていった。八月に入るとアフリカからも患者発生の報告がもたらされた。

世界各地から被害の状況が報告された。多くの国で病院機能は破綻し、警察・消防などの公共サービスは麻痺寸前にまで追い込まれた。学校は閉鎖され、集会が禁止された。人々は感染の可能性を恐れ、地下鉄や鉄道、航空機の使用を避けた。街はその機能を停止し、まるで火が消えたかのように静まり返った。（中略）

そして世界は沈黙した。

それから二年の月日が過ぎた。

猛威を振るった新型インフルエンザの流行もピークを越え、終息へ向かっていることは明らかだった。冬が到来しても、インフルエンザによる死亡者数の増加は見られなかった。（中略）

WHOは非公式に、新型インフルエンザの世界的流行に対する終息宣言を行う準備を始めた。

しかし世界の状況はといえば――。

世界中で一億二二〇〇万人が死亡したと推計された。

その一億二二〇〇万人のうち、一億二〇〇〇万人が貧しい国に暮らす人々であった。

なかでも、サハラ以南アフリカの被害は大きかった。（中略）

また春がめぐって来た。

新型インフルエンザ発生から三度目の春だ。

渡り鳥が南から北へ、誕生の地を目指して旅を始めた。

チベットにある青海湖でも、シベリアへ向かう渡り鳥が羽を休める姿が見える。

人類が生まれる前からの変わらぬ地球の姿だった。

しかし世界は、新型インフルエンザが出現する前とは明らかに違ったものになっていた。

国連がまとめた報告書には、多くの反省が綴られていた」

現在、新型コロナウイルス感染症の流行中心地は、中国からヨーロッパ、アメリカへと移っていった後、南米のブラジルやペルー、あるいはアフリカへと移った。そうした国々では、人々が社会的距離を維持して生活をすることが難しく、また、都市封鎖は、社会的・経済的弱者をさらに困窮させる可能性が高い。一度、爆発的な流行が起これば、被害の大きさは先進国の比でない可能性はいまでも残る。本は、「国連がまとめた報告書には、多くの反省が綴られていた」という言葉で終わったが、その当時からこうした格差は、世界秩序を変える可能性があると考えていた。その思いを込めて、その一文を添えた。その思いはいまも、変わらない。こんな時だからこそ、そうした国々にも思いを馳せて欲しい。

『新型インフルエンザ』のあとがきには、このエピローグについて、「この小さな物語を通して、皆さん一人ひとりが何かを感じ、大切なことは何なのかについて考えるきっかけになればと願っている。私たちは大きな格差の存在する世界に生きている。それでも一人ひとりの命の重さに変わりはない。その厳然たる事実を忘れないようにとの自戒の意味も込めたつもりでもある」と書いた。

『新型インフルエンザ』を書くという作業は、歴史や社会から感染症を考えるという新しい視点を私に与えてくれた。その延長線上に、『感染症と文明　共生への道』上梓があった。その間に外務省で、任期である三年間の勤務を終え、大学へと戻った。資料収集から始め、思考実験や論考を行う環境は整っていた。

『感染症と文明』での問題意識は、感染症を歴史のなかで俯瞰しながら、感染症を引き起こす微生物と宿主であるヒトの関係を、生態学的視点、進化学的視点から展望しようというものであった。その時、灯台のように行き先を照らしてくれたのが、E・H・カーの言葉だった。カーはイギリスの外交官で、のちにケンブリッジ大学で歴史学を講じた。

「歴史とは、現在と過去との間の尽きることを知らぬ対話なのであります」

『感染症と文明』を書いていく過程で幾つかのことが明らかになっていった。

第一に、文明がなければ、私たちがいま直面する多くの感染症、特に乳幼児期に多く見られる急性感染症はヒト社会には定着しなかっただろうということ——急性感染症がヒト社会に定着するには数十万人規模の人口が必要となる——。第二に、感染症は、文明を崩壊させるほどの大きな影響を与えることがある一方で、他の文明からその文明を守る役割を果たすこともあったこと。文明は、まさに感染症の「ゆりかご」であった。感染症の流行には社会的要因や文明のあり方が、これまで考えられてきた以上に重要な役割を果たしていたのである。

その上で、人類は、感染症との戦いに勝利するかと自問した。そして最後に、病原体の適応とは何かと問いかけ、感染症（あるいは感染症を引き起こす病原体）との共生が求められているのではないかと書いた。鍵となったのは、ヒトは、最終的に感染症に勝利することはできないという認識だった。それは執筆の過程で強固なものになっていった。だとすれば私たちにできることは何か。感染症との最終的な戦いではなく「共生」だろうと。最終的に感染症に勝利することはできない以上、それは倫理的帰結が導く唯一の答えだと考えたからである。だからこそ、そこでいう共生は、完全な共生ではなく、むしろ、私たちにとって「心地よいとはいえない妥協の産物」としての共生かもしれない。だとしてもそれが目指す道であると。その気持ちはいまでも変わらない。変わらないだけでなく、むしろ強くさえなってきている。それは、ウイルスや細菌を含む多くの微生物が、実は、私たち人類の生存、あるいは地球という惑星の維持に必要不可欠な存在だということが、近年、次々と明らかになってきたからである。その思いが『抗生物質と人間　マイクロバイオームの危機』を書く動機ともなった。

『抗生物質と人間』では、共生の考え方は、一層深化したものとなった。というより、微生物との共生は、すでに私たちのなかに用意されていた。それに気づいていなかったのは、私たち自身だけだったのだと。その上で、ある種の微生物の不在は大きな不利益（健康被害）をヒトにもたらす可能性があることを書いていった。それは、少し逆説的かもしれないが、そうした微生物のなかには病原体さえも含まれる。

「私たちは現在でさえ、個々の生物の相互関係の連環を完全に理解してはいない。私たちが『有害』と考える生物（微生物を含む）であっても、相互関係の連環のなかで、ヒトの利益として機能している例は無数にあるに違いない。そうした現象を生物の『両義性（アンフィバイオーシス）』と呼ぶ。私たちがそうした事実を知らないだけなのである」

「極端な言い方をすれば、私たちヒトは、微生物との複雑な混合物以外の何者でもないのかもしれない。そうした『私』が、同じように複雑なマクロ（自然）の生態系に守られて生きている（生かされている）。それが、ヒトの存在なのであろう。

とすれば、私たちに残されている道は一つしかない。共生である。ヒト以外が消えた世界で、ヒトは決して生きていけないことは確かなのだから」

こうした思いに、いまも変わりはない。

少し硬いが、それぞれの本の執筆時の思いがこもっている気がする。

21.「赤死病の仮面」（**『モルグ街の殺人事件』岩波少年文庫収録）エドガー・アラン・ポー著　金原瑞人訳**

22.『鏡は横にひび割れて』アガサ・クリスティー著、橋本福夫訳　ハヤカワ・ミステリ文庫

23.『夷狄《いてき》を待ちながら』J・M・クッツェー著、土岐恒二訳　集英社文庫

ミステリーやSF、短編などから三作品を取り上げる。

「赤死病の仮面」は、一八四二年に発表されたポーの短編で、赤死病が流行するなか、城砦に閉じこもり難を逃れようとする王に対し、謎めいた仮面の人物が現れ、彼によって死がもたらされるという物語である。赤死病の名から連想するのは黒死病であるが、実際には、コレラ流行下のフランスで開かれた舞踏会に着想を得たといわれている。ベルギーの画家ジャン・デルヴィルに一八九〇年制作の『赤死病の仮面』という作品がある。

『鏡は横にひび割れて』は、舞台は第二次世界大戦終結後のイギリスで、感染症の要素を巧みに盛り込んだミステリーの古典である。アガサ・クリスティーの作品のなかでは、これが一番好きという人も多い。

『夷狄を待ちながら』の著者クッツェーは、南アフリカの出身で、二〇〇三年にノーベル文学賞を受賞している。小説は、架空の帝国が支配権を持つ辺境の植民地で執政官を長年つとめる主人公のところへ、外部からの蛮族の襲来を懸念するジョル大佐という人物が派遣されてくる。先制攻撃によって敵の捕獲作戦を始めるためだ。大佐率いる部隊に連行されてきた者は人間以下の扱いを受け、尋問され拷問を受ける。清浄な国家が実現されることを望む帝国住民はしかし、決して姿を見せず、また決して降伏しない夷狄によって敗北する。夷狄にウイルスの姿を重ねれば、帝国の住民はまさに私たちの化身のようにも映る。

24.『MASTERキートン』浦沢直樹・勝鹿北星・長崎尚志脚本、浦沢直樹作画 小学館

主人公は、日本人の父親と英国人の母親を持つ平賀＝キートン・太一で、本人の夢は、師であるユーリー・スコット教授も提唱した「西欧文明ドナウ起源論」の証明をすることだが、生活のために保険会社ロイズの調査員をしている。その過程を通して、多くの事件の解決に係る。専門の考古学に限らず、歴史全般に造詣が深い。

その『MASTERキートン』のなかには、さまざまな場面で、ヨーロッパの歴史に関係する話が現れる。感染症の関係でいえば、五巻第五話及び第六話「ハーメルンから来た男」「ハノーファーに来た男」や一〇巻第七話「祈りのタペストリー」、一一巻第三話「フェイカーの誤算」などに関連する記述が見られる。五巻第五話及び第六話「ハーメルンから来た男」「ハノーファーに来た男」は、ハーメルンの笛吹き男の伝説と第二次世界大戦中のナチスによるジプシー迫害の実話に基づき、事件を解決する話であるが、なかに、ジプシーたちが中世ヨーロッパにおいてペストや天然痘を運ぶものとして迫害された史実を織り交ぜる。

一一巻第三話「フェイカーの誤算」は、大学の学長選挙にまつわる話だが、なかに、ロンドンのペスト大流行と一六六五年のニュートンの疎開と科学上の発見が取り上げられている。その年、ニュートンは万有引力を始めとして、科学史に残る三つの大きな発見をする。

一〇巻第七話「祈りのタペストリー」は、祇園祭の期間に、京都上京区の寺院を観光に訪れた古城主のスペイン人とキートン・太一が偶然知り合うところから物語が始まる。キートン・太一は、寺院に残る消えかかった地獄絵を見るために、この寺院を訪れていた。地獄絵は、一六世紀、ポルトガル人宣教師が、その存在を記した書簡をローマに送っているという設定だ。寺院には同時に、伊達政宗の家臣だった支倉常長が持ち帰ったという一六世紀ベルギー製のタペストリーも残る。西洋タペストリーは他にもあり、祇園祭の山車を飾る。それを見せたキートン・太一が次のように言う。「千百年前、ここは日本の首都でしたが、毎年のように疫病に襲われ、多くの住民が亡くなりました。そこで、町の商人と民衆が力を合わせ、このような飾りをつけた山車を作り、行進し、神に疫病退散を祈ったのです」。スペイン人の古城にも一対のタペストリーが残る。それは、一五五〇年にスペインでペストが流行したときに描かれたタペストリーであった。

『MASTERキートン』は、一九八八年から九四年にかけて小学館『ビッグコミックオリジナル』に連載された。浦沢直樹の作品では、他にも、『MONSTER』や『PLUTO』『無印』（以上、小学館）もよい。

25.『コロナの時代の僕ら』 パオロ・ジョルダーノ著、飯田亮介訳 早川書房

新型コロナウイルス感染症の流行がイタリアを襲った二〇二〇年二月下旬から三月頭にかけて、ローマ在住のパオロ・ジョルダーノが書き下ろした感染症にまつわる二七本のエッセイをまとめた本である。イタリアは、三月九日にローマも含めた全土に

移動、外出制限を出している。その前夜の、空気感が漂う。著者は、**『素数たちの孤独』（ハヤカワepi文庫）**で、二〇〇八年に文壇デビューを果たしている。

著者は、あとがきで、次のように述べている。

「コロナウイルスの『過ぎたあと』、そのうち復興が始まるだろう。だから僕らは、今からもう、よく考えておくべきだ。いったい何に元どおりになってほしくないのかを」（傍点筆者）

絵画解題

1.『死の舞踏』

一四世紀ヨーロッパにおけるペスト流行は、人々の死生観にも大きな影響を与えた。有効な治療法もなく、現世のいかなる地位や富も死を免れる理由とはならなかった。そんななか、人々の口端には口々に「メメント・モリ（死を記憶せよ）」といい、絵画では、「死の舞踏」様式が広まった。死の舞踏では、骸骨に擬人化された死が生者に語りかける。職業身分、年齢、性別に関わりなくすべての人が、手を取り、踊りながら、墓地へと向かう。死はすべてのものを無に帰すという死生観が現れている。こうした死生観は、それまでの絵画にはなく、例えば、一四世紀半ばに描かれた、カンポサントのフレスコ画と比較するとその違いがよく分かる。カンポサントのフレスコ画には、神や教会への畏敬が伝わる。

「死の舞踏」様式は、ペストの流行から約一〇〇年後の一四〇〇年代（一五世紀）を通して多く描かれた。ペストを絵画として表現するためには、それを内面化する必要がある。それだけの時間が必要だったのかもしれない。代表的なものとして、ミヒャ

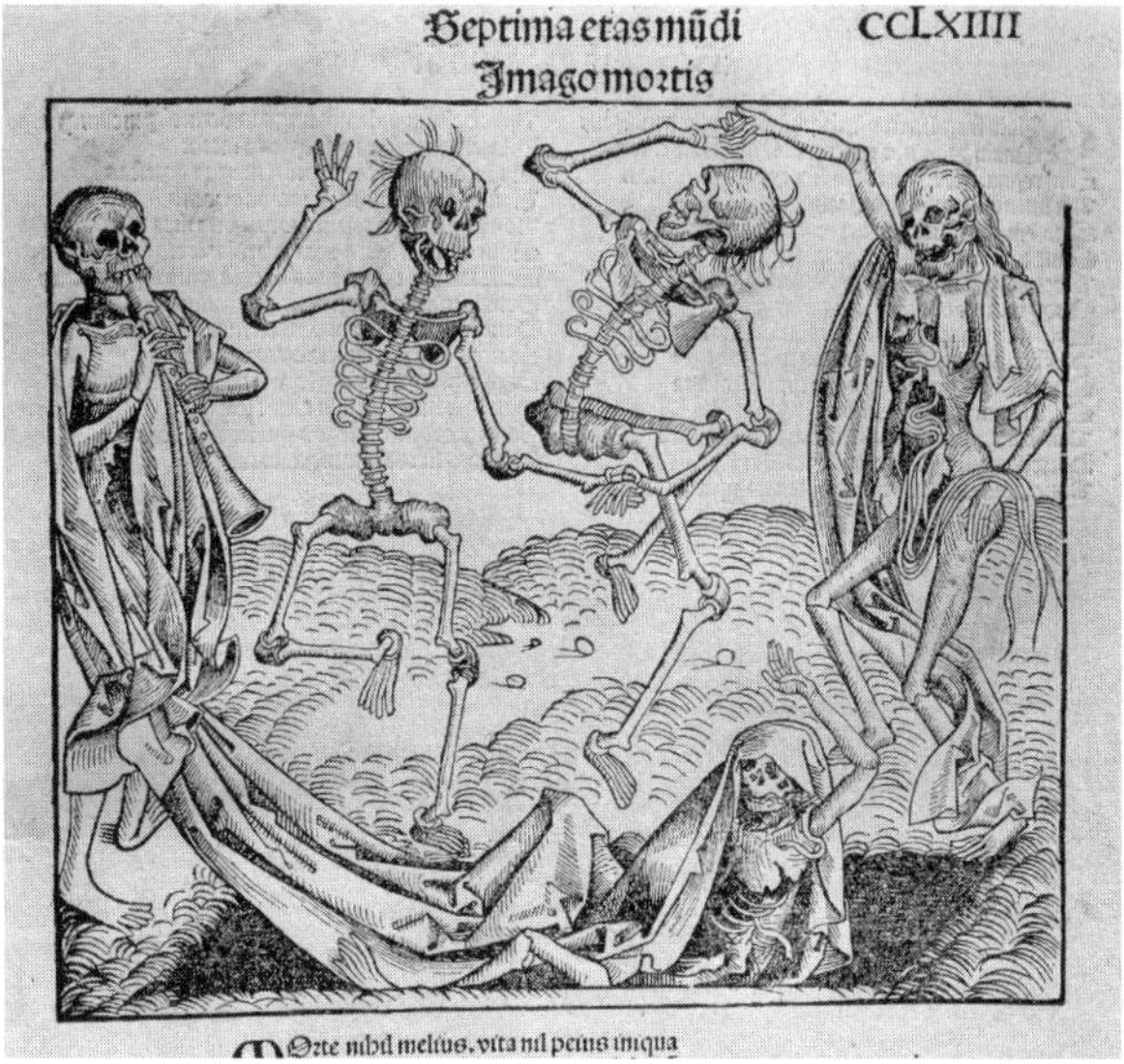
Septima etas mūdi
Imago mortis
CCLXIIII
Morte nihil melius. vita nil peius iniqua
ミヒャエル・ヴォルゲムート作『死の舞踏』（Album/Prisma/共同通信イメージズ）

エル・ヴォルゲムート（一四九三年）やハンス・ホルバインによる版画などがある。

二〇一〇年にハイチでコレラが流行し、多くの死者が出た際に、ハイチへ医療支援に入ったことがある。毎日感染者が積み上がり、死者が、統計上の数字ではなく、自らの家族や友人の問題として表れてくる状況下で、ある日の深夜、ホテルの外の大きな「音」に目覚めた。カーテンを開けると、一〇〇名近くの人々が集まり、ドラムを先頭に「コレラ、コレラ、コレラ」と叫び踊りながら、路上を行進していた。

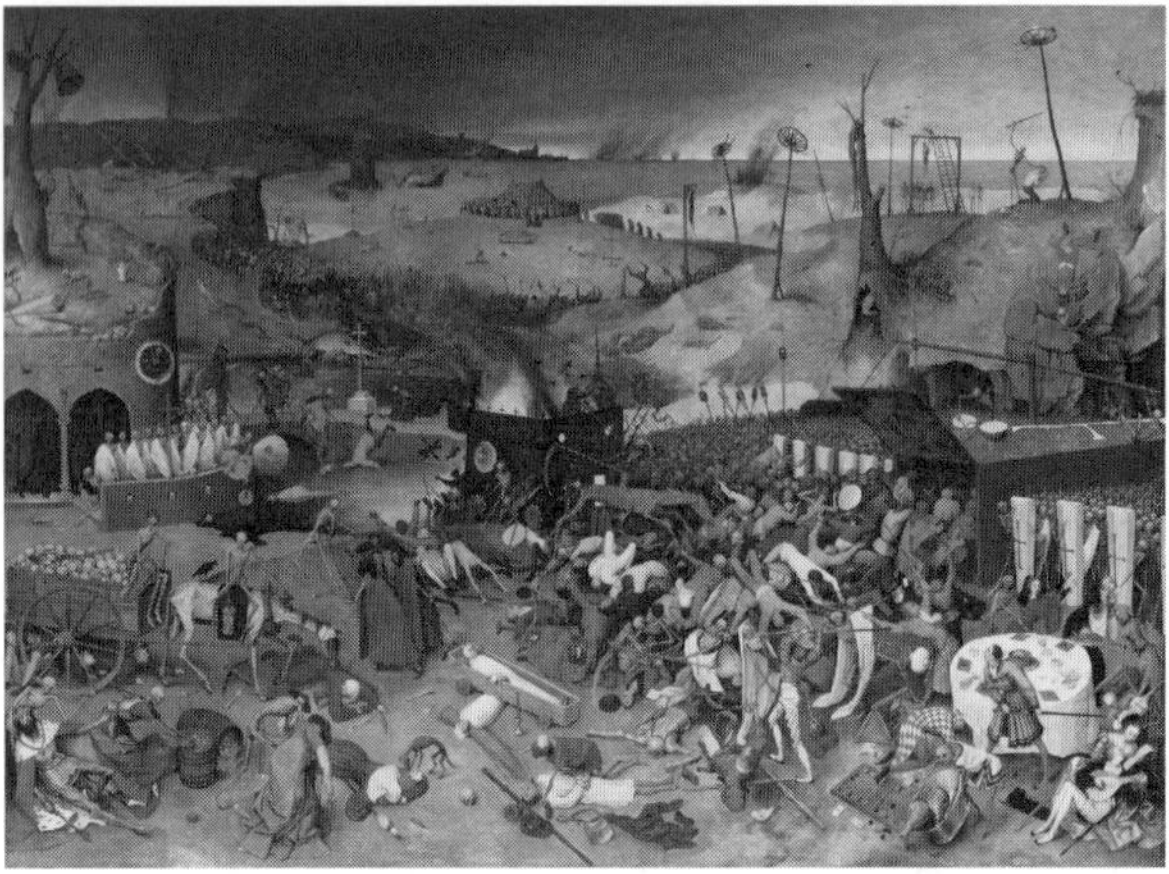
ピーテル・ブリューゲル作『死の勝利』(Album/Prisma/共同通信イメージズ)

この時に、ふと思い出したのが『死の舞踏』であった。

2.『死の勝利』ピーテル・ブリューゲル作（油彩）

「死の勝利」は、骸骨姿の死が、あらゆる生者へと襲い掛かり、蹂躙するという主題で、恐怖に満ちている。ピーテル・ブリューゲルによる『死の勝利』の制作年は、一五六二年頃と推定されている。縦一一七センチメートル、横一六二センチメートルで、マドリードにあるプラド美術館には一八二七年から所蔵されている。ピーテル・ブリューゲルは、一六世紀に活躍したフランドル地方の画家で、同名の長男と区別するため、「ブリュー

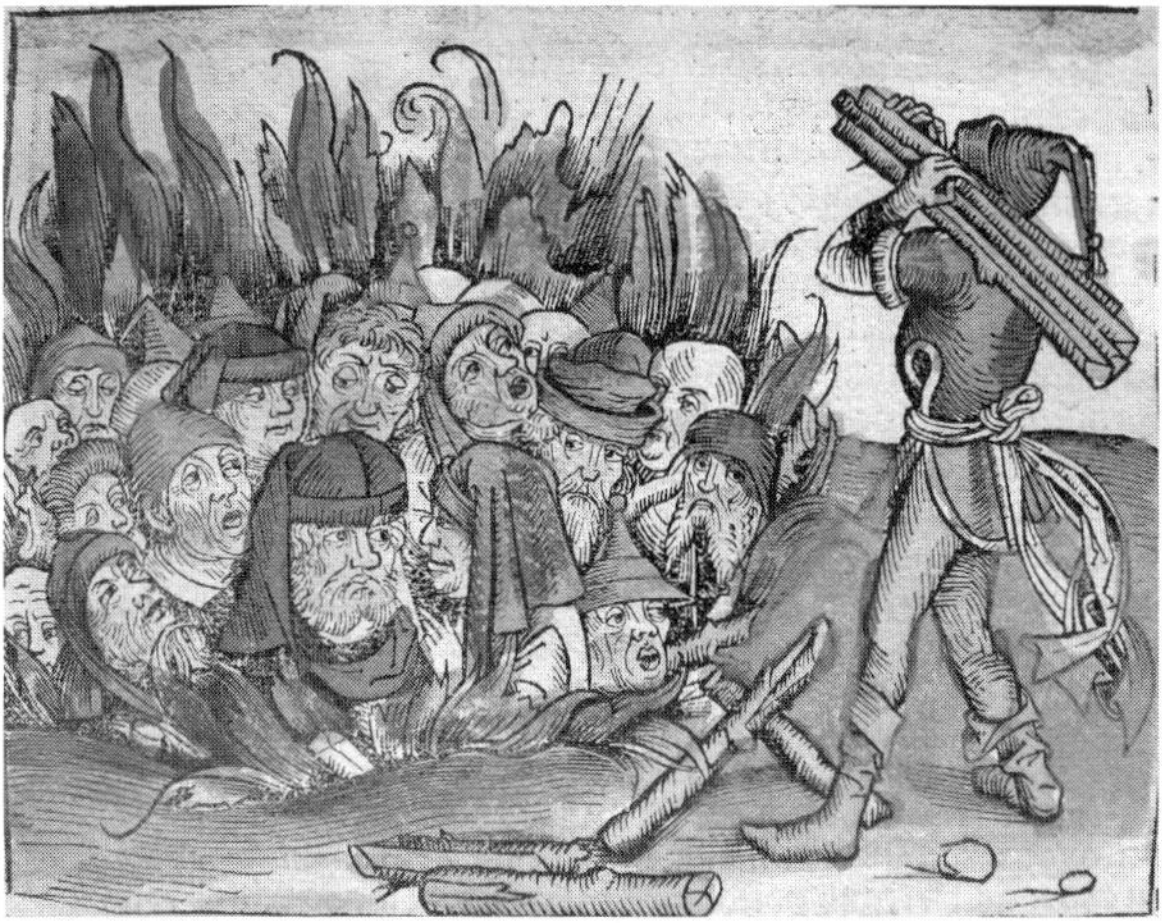
ミヒャエル・ヴォルゲムート作『ニュルンベルク年代記』にあるユダヤ人迫害の挿絵（Album/Fine Art Images/共同通信イメージズ）

ゲル父（あるいは老）」と表記される。**『雪中の狩人』**（一五六五年　美術史美術館所蔵）や**『農民の婚宴』**（一五六八年　美術史美術館所蔵）などが知られている。

その他の「死の勝利」様式の絵画として、パレルモのスクラファーニ宮殿壁画（一五世紀半ば）や、クルゾーネにあるサンタ・アスンタ聖堂ディシプリーニ礼拝堂の壁画（一四八五年頃）などが知られている。

3.『ニュルンベルク年代記　挿絵』ミヒャエル・ヴォルゲムート作（木版画　一四九三年）

ニュルンベルク年代記は、ドイ

ツ人医師で人文学者であるハルトマン・シェーデルがラテン語で書いた年代記で、世界の歴史を七区分して記述している。ドイツ語訳もあり、現在ラテン語本が約四〇〇冊、ドイツ語訳本が約三〇〇冊残っている。多くの本で挿絵が着色されているが、これは、印刷後手作業で塗られたものである。

挿絵のなかには、偽預言者や中世ペストの流行時に火あぶりにされるユダヤ人たちが描かれているものもある（ミヒャエル・ヴォルゲムート作）。当時、流行時に、デマゴーグが広がっていたことがうかがえる。現在のフェイクニュースともいえる。

4.『死の凱旋　挿絵』　フランチェスコ・ペトラルカ作

フランチェスコ・ペトラルカはイタリアの詩人で人文主義者である。ペトラルカが残した抒情詩（カンツォニエーレ）に『凱旋』がある。まず「愛」が凱旋し、それに「貞潔」が続く。しかし、「死」がそれらに勝利し、行進を始める。ところが死も「名声」に敗れ、名声も「時の流れ」には勝てず、すべてが去った後には「永遠」が残るという一連の詩である。『死の凱旋　挿絵』は、『凱旋』のなかの挿絵である。さまざまな挿絵があるが、鎌を持った死者が牛車に乗っている図が多い。『凱旋』に関しては、グリフォン絵本のファクシミリ版がある。グリフォンとは、鷲の頭と翼、ライオ

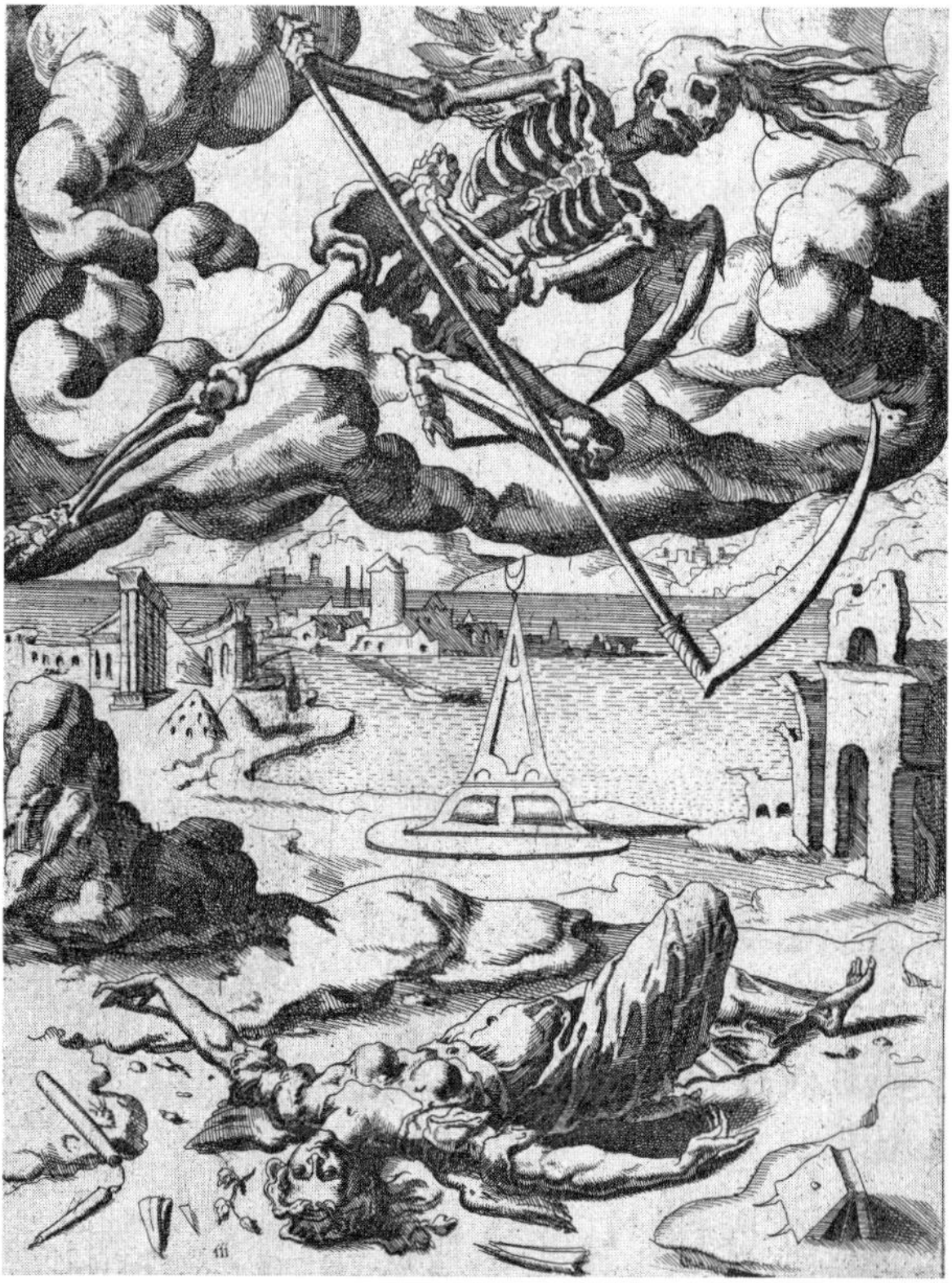

フランチェスコ・ペトラルカ作『死の凱旋　挿絵』（Science Photo Library/Universal Images Group/共同通信イメージズ）

ンの胴体を持つ伝説上の生き物である。

ペトラルカは、また、ローマ教皇アヴィニョン捕囚期（一三〇九〜七七年）のクレメンス六世在位期（一三四二〜五二年）に、アヴィニョンに滞在し、ローマ帰還を訴えたことでも知られている。クレメンス六世在位期は、ペストがヨーロッパで猛威を振るった時期に重なる。人文主義者とは、ルネサンス期におけるギリシャやローマの古典や聖書原典研究をもとに、神や人間の本質を考察しようとした人々を指す。

5.『ペスト』 アルノルト・ベックリン作（一八九八年 バーゼル市立美術館所蔵）

ベックリンは、一九世紀スイスの出身で、当時全盛期であった印象派の画家とは異なり、神話や聖書に題材をとる象徴主義の画家であった。『ペスト』も、そうした古典に題材を求めた作品の一つである。竜にまたがった、鎌を持った老婆の死神がペストを振りまき、死神が過ぎ去ると、そこに死体が転がる。世紀末を象徴するものともなっている。ベックリンには、その他にも**『死の島』**といった作品もある。同じ主題で五枚の絵が描かれている。ラフマニノフはこの絵に霊感を受け、**交響詩『死の島』**を作曲したという。ベックリン死後になるが、一一点もの彼の作品を所有した人物がいた。その名を、アドルフ・ヒトラーといった。

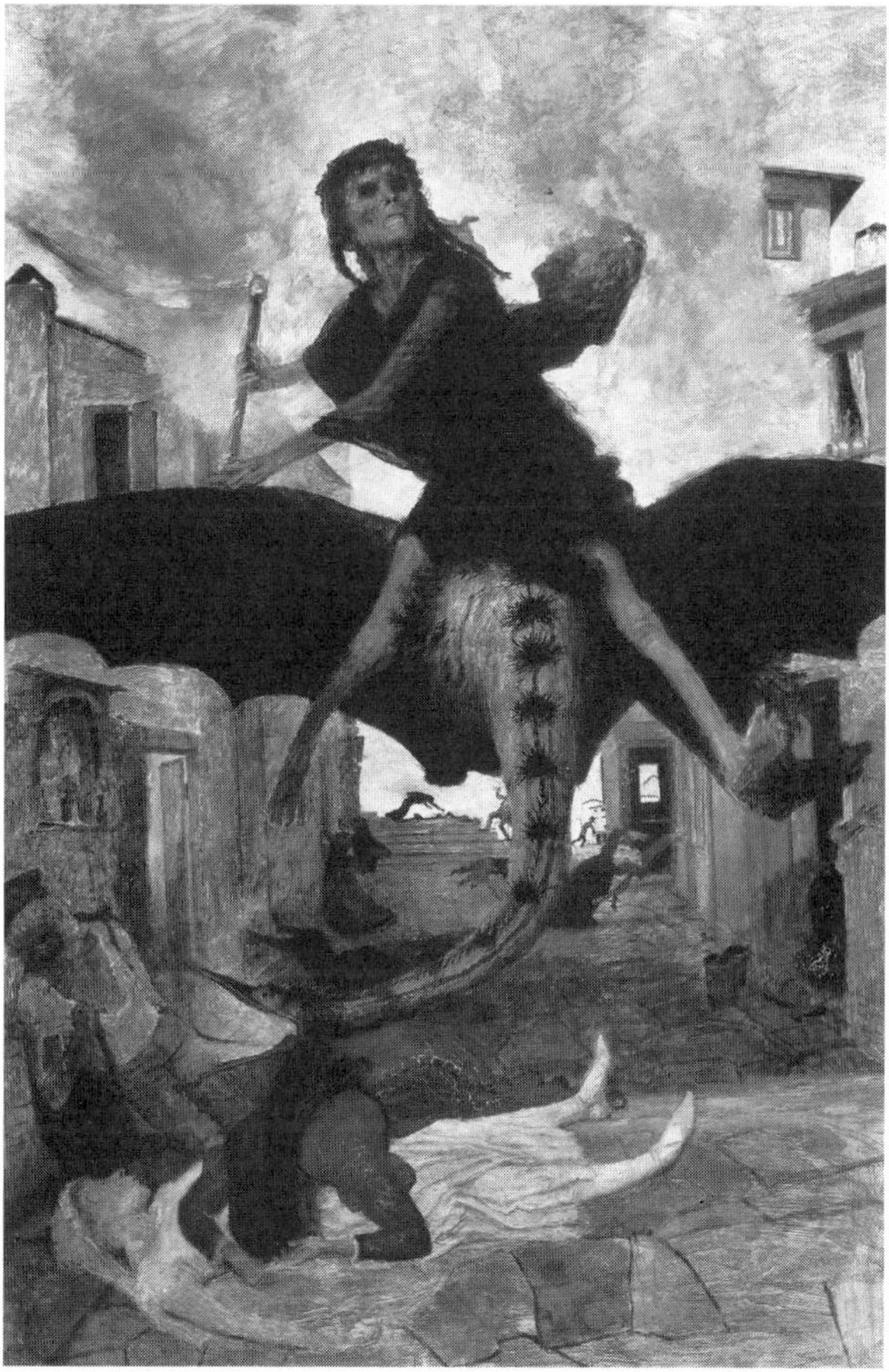

アルノルト・ベックリン作『ペスト』（Album/Prisma/共同通信イメージズ）

エピローグ

エピローグを那覇市の小高い丘の上にあるホテルの一室で書いている。カーテンを開け放った窓の外では、低く黒い雲が空を覆い、大粒の雨に街のネオンが霞んでいる。

二〇二〇年八月下旬の土曜日、厚生労働省からの依頼を受け、沖縄県庁に設置された新型コロナウイルス対策本部総括情報部に派遣された。与那国島南海上で発生した台風八号が八重山諸島を襲い、沖縄本島に最接近する前日のことであった。

沖縄県は、感染者急増に直面した同年七月三一日、県独自の緊急事態宣言を発出した。人口一〇万人あたりの感染者数は、東京都を超えて日本で最多となった。県は、職員、保健所員を動員して対応にあたっていたが、業務量の増大は、職員の負担となって跳ね返り、彼/彼女らは心身ともに疲労が蓄積している状態が続いていた。そんななかでの沖縄入りだった。

ハイチやアフリカでエイズやエボラの感染症対策にあたり、東日本大震災では、直後から岩手県大槌町へ支援に入ったが、今回の新型コロナウイルス感染症の流行に関しては、俯瞰的に流行を見、あるべき姿を提言することはあっても、これまで、まさに流行が起こっている現場で、対策に資する活動を行うことはなかった。私自身、そのことに忸怩たる思いを抱いていた。現場の末端で本当に雑用も含めた手伝いでよい。何かをしたいと思っていた。そんななかでの要請であった。

事実、対応にあたっている県や保健所職員らは、週六日出勤、場合によっては休日なしの毎日一四～一五時間に及ぶ勤務をこなしていた。沖縄県だけではない、これは、感染者が急増したすべての県、市町村で見られた状況だったに違いない。

長時間に及ぶ労働や滅私が必ずしもよいわけではないが、それぞれの人が、それぞれの場所で与えられた業務を粛々とこなしていくようすに、明日に対する希望を見る気がした。私たちは、このパンデミックをきっと乗り越えていく。その先には、よりよい社会があるだろうし、そうでなくてはならない。そんなことを考えた。

＊

本書を担当いただいた朝日新聞出版書籍編集部の松尾信吾氏に謝辞を述べたい。氏の尽力がなければ本書が世の中に出ることはなかった。ここでお礼申し上げる。

また研究室の同僚である伊東啓氏、大学院生である有馬弘晃氏、猪股晋作氏、河内宣之氏、ルワンダからの留学生アキンティエジェ・シンバ・カリオペ氏、コンゴ民主共和国からのヌンドゥ・サビティ・サビン氏、ガーナからのシャーリー・ビクトリア・シンプソン氏、研究生の岡田貴志氏にも感謝する。彼らとの日々の会話は、多くの研究上の刺激をあたえてくれる。

最後になるが特に事務担当秘書である前田香代氏に謝意を表したい。日々変わる予定の変更から編集者との連絡など、彼女の仕事がなければ、本書の完成は大幅に遅れたものとなっていたに違いない。

本書が、みなさんが新しい時代の感染症対策とポストコロナ社会の見取り図のようなものになれば、これに過ぎる喜びはない。

3章
Livi-Bacci, M., *A concise history of world population*, Blackwell, Cambridge, 1992.

Durand, J. D., Historical estimates of world population: an evaluation, *Population and Development Review*, 3 (3), 1977.

Russell, J. C., Late ancient and medieval population, *Transactions of the American Philosophical Society*, 48 (3), 1958.

Morelli, G. et al., Yersinia pestis genome sequencing identifies patterns of global phylogenetic diversity, *Nat Genet.*, 2010.

Donoghue, H. D., et al., Co-infection of *Mycobacterium tuberculosis and Mycobacterium leprae* in human archaeological samples: a possible explanation for the historical decline of leprosy, *Proc. Biol. Sci*, 272 (1561): 389-394, 2005.

Jordan, Edwin O., Chicago: American Medical Association, *Epidemic Influenza. A Survey*, 1927.

Johnson, N.P. and Mueller, J., Updating the accounts: global mortality of the 1918-1920 "Spanish" influenza pandemic, *Bulletin of the History of Medicine*, 76, :105-15, 2002.

6章
林フーゼル美佳子訳「コロナ対策についてのメルケル独首相の演説全文」(https://www.mikako-deutschservice.com/).

■参考文献

1章

Panum, P.L., *Observations made during the epidemic of measles on the Faroe Islands in the year 1846*, American Publishing Association, New York, 1940.

Bech, V., Measles epidemics in Greenland 1951-1959, *American J. of Diseases of Children*, 103:252-253, 1962.

Andrews, Sir C., *Viruses of vertebrates*, Williams and Wilkins, Baltimore, 1964.

Cockburn, T.A., Infectious diseases in ancient populations, *Current Anthropology*, 12: 45-62, 1971.

2章

Howell, N., Demographic anthropology, *Annual Review of Anthropology*, 15: 219-246, 1986.

Simmons, I. G., *Changing the face of the earth: environment, history*, culture, Blackwell, Oxford, 1989.

ニコラス・ウェイド, 安田喜憲監修, 沼尻由紀子訳『5万年前——このとき人類の壮大な旅が始まった』イースト・プレス, 2007.

Gutierrez, M. C. et al., Ancient origin and gene mosaicism of the progenitor of *Mycobacterium tuberculosis*, *PLoS pathogens*, 1 (1): 55-61, 2005.

Hayakawa, T. et al., Big bang in the evolution of extant malaria parasites, *Mol. Biol. Evol.*, 25 (10): 2233-2239, 2008.

山本太郎 やまもと・たろう
1964年生まれ。90年長崎大学医学部卒業。医師、博士（医学、国際保健学）。京都大学大学院医学研究科助教授、外務省国際協力局勤務などを経て、長崎大学熱帯医学研究所教授。専門は国際保健学、熱帯感染症学、感染症対策。アフリカ、ハイチなどで感染症対策に従事。著書に『新型インフルエンザ――世界がふるえる日』、『感染症と文明――共生への道』、『抗生物質と人間――マイクロバイオームの危機』（以上、岩波新書）、『ハイチ いのちとの闘い』（昭和堂）、訳書に『感染症疫学――感染症の計測・数学モデル・流行の構造』（昭和堂）、『エイズ――ウイルスの起源と進化』（学会出版センター）など。

朝日新書
790

疫病《えきびょう》と人類《じんるい》

新しい感染症の時代をどう生きるか

2020年11月30日 第1刷発行

著　者　山本太郎

発行者　三宮博信
カバーデザイン　アンスガー・フォルマー　田嶋佳子
印刷所　凸版印刷株式会社
発行所　朝日新聞出版
〒104-8011　東京都中央区築地5-3-2
電話　03-5541-8832（編集）
　　　03-5540-7793（販売）
©2020 Yamamoto Taro
Published in Japan by Asahi Shimbun Publications Inc.
ISBN 978-4-02-295100-7
定価はカバーに表示してあります。
落丁・乱丁の場合は弊社業務部(電話03-5540-7800)へご連絡ください。
送料弊社負担にてお取り替えいたします。

負けてたまるか！日本人
私たちは歴史から何を学ぶか

丹羽宇一郎
保阪正康

「これでは企業も国家も滅びる！」。新型ウイルスの災厄に見舞われた世界情勢の中、日本の行方と日本人の生き方もまた、かつてなく混迷と不安の度を深めている。今こそ、確かな指針が必要だ。ともに傘寿を迎えた両者が、待望の初顔合わせで熱論を展開。

SDGs投資
資産運用しながら社会貢献

渋澤 健

SDGs（持続可能な開発目標）の達成期限まで10年。渋沢栄一『論語と算盤』の衣鉢を継ぎ、楽しくなければ投資じゃない！ をモットーに、投資を通じて世界の共通善＝SDGsに貢献する方法を詳説。着実に運用益を上げるサステナブルな長期投資を直伝。

テクノロジーの未来が腹落ちする25のヒント

朝日新聞「シンギュラリティーにっぽん」取材班

AI（人工知能）が人間の脳を凌駕する「シンギュラリティー」の時代が遅からず到来する？ 医療、金融、教育、政治、治安から結婚までさまざまな分野で進む技術革新。その最前線を朝日新聞記者が国内外で取材。人類の未来はユートピアかディストピアか。

「郵便局」が破綻する

荻原博子

新型コロナ経済危機で「郵便局」が潰れる。ゆうちょ銀行の株安は兆単位の巨額減損を生み、復興財源や株式市場を吹っ飛ばしかねない。「かんぽ」に続き「ゆうちょ」でも投資信託など不正販売が問題化。郵便を支えるビジネスモデルの破綻を徹底取材。

人類対新型ウイルス
私たちはこうしてコロナに勝つ

トム・クイン
塚﨑朝子 補遺
山田美明 荒川邦子 訳

新型コロナウイルスのパンデミックは一体どうなる？ ウイルスによる過去最悪のパンデミック、1世紀前のスペイン風邪は死者5000万人以上とも。人類対新型ウイルスとの数千年の闘争史を活写し、人類の危機に警鐘を鳴らした予言の書がいま蘇る。

朝日新書

翻訳の授業
東京大学最終講義
山本史郎
めくるめく上質。村上春樹『ノルウェイの森』、芥川龍之介『羅生門』、シェイクスピア「ハムレット」、トールキン「ホビット」……。翻訳の世界を旅しよう！ AIにはまねできない、深い深い思索の冒険。山本史郎（東京大学名誉教授）翻訳研究40年の集大成。

関ヶ原大乱、本当の勝者
日本史史料研究会／監修
白峰 旬／編著
家康の小山評定、小早川秀秋への問鉄砲、三成と吉継の友情物語など、関ヶ原合戦にはよく知られたエピソードが多い。本書は一次史料を駆使して検証し、従来の〝関ヶ原〟史観を根底から覆す。東西両軍の主要武将を網羅した初の列伝。

シニアのための
なぜかワクワクする片づけの新常識
古堅純子
おうちにいる時間をもっと快適に！ シニアの方の片づけには、この先どう生きたいのか、どう暮らしたいのか、限りある日々を輝いてすごすための「夢と希望」が何より大切。予約のとれないお片づけのプロが、いきいき健康に暮らせるための片づけを伝授！

コロナが加速する格差消費
分断される階層の真実
三浦 展
大ベストセラー『下流社会』から15年。格差はますます広がり、「上」と「下」への二極化が目立つ。コロナはさらにその傾向を加速させる。バブル・氷河期・平成3世代の消費動向から格差の実態を分析し、「コロナ後」の消費も予測する。

清須会議
秀吉天下取りのスイッチはいつ入ったのか？

渡邊大門

信長亡き後、光秀との戦いに勝利した秀吉がすぐさま天下人の座についたわけではなかった。秀吉はいかにして、織田家の後継者たる信雄、信孝を退け、勝家、家康を凌駕したのか。「清須会議」というターニングポイントを軸に、天下取りまでの道のりを検証する。

パンデミックを生き抜く
中世ペストに学ぶ新型コロナ対策

濱田篤郎

3密回避、隔離で新型コロナのパンデミックを乗り越えようとするのは、実は14世紀ペスト大流行の時と同じ。渡航医学の第一人者が「医学考古学」という観点から不安にならずに今を乗り切る知恵をまとめた。コロナ流行だけでなく今後の感染症流行対処法も紹介。

中流崩壊

橋本健二

経済格差が拡大し「総中流社会」は完全に崩壊した。そして今、中流が下流へ滑落するリスクが急速に高まっている。コロナ禍により中流内部の分断も加速している。『新・日本の階級社会』著者がさまざまなデータを駆使し、現代日本の断層をつぶさに捉える。

政治部不信
権力とメディアの関係を問い直す

南 彰

「政治部」は、聞くべきことを聞いているのか。斬り込む質問もなく、会見時間や質問数が制限されようと、オフレコ取材と称して政治家と「メシ」を共にする姿に多くの批判が集まる。政治取材の現場を知る筆者が、旧態依然としたメディアの体質に警鐘を鳴らす。

朝日新書

人生に必要な知恵はすべてホンから学んだ

草刈正雄

「好きな本は何?」と聞かれたら、「台本(ホン)です」と答える僕。この歳になって、気づきました。ホンとは、生きる知恵と人生の意味を教えてくれる言葉の宝庫だと。『真田丸』『なつぞら』をはじめ代表作の名台詞と共に半生を語る本音の独白。

渋沢栄一と勝海舟

幕末・明治がわかる! 慶喜をめぐる二人の暗闘

安藤優一郎

「勝さんに小僧っ子扱いされた—」。朝敵となった徳川慶喜に生涯忠誠を尽くした渋沢栄一と、慶喜に30年間も「謹慎」を強いた勝海舟。共に幕臣だった二人の対立を描き、知られざる維新・明治史を解明する。西郷、大隈など、著名人も多数登場。

教養としての投資入門

ミアン・サミ

本書は、投資をすることに躊躇していた人が抱えている不安を一気に吹きとばすほどの衝撃を与えるだろう。「自動投資」「楽しむ投資」「教養投資」の観点から、資産10億円を構築した筆者が、学術的な知見やデータに基づき、あなたに合った投資法を伝授。

新型コロナ制圧への道

大岩ゆり

爆発的感染拡大に全世界が戦慄し、大混乱が続く。人類はこの「戦争」に勝てるのか? 第2波、第3波は? 元朝日新聞記者が科学・医療の最前線を徹底取材。終息へのシナリオと課題を明らかにする。

危機の正体

コロナ時代を生き抜く技法

佐藤 優

「新しい日常」では幸せになれない。ニューノーマルは人間に何をもたらすのかを歴史的・思想的に分析。密集と接触を極力減らす〈反人間的〉時代をどう生き抜くか。国家機能強化に飲み込まれないためのサバイバル術を伝授する。

コロナ後の世界を語る

現代の知性たちの視線

養老孟司 ほか

22人の論客が示すアフターコロナへの針路! 新型コロナウイルスは多くの命と日常を奪った。第2波の懸念も高まり、感染への恐怖が消えない中、私たちは大きく変容する世界とどう向き合えばよいのか。現代の知性の知見を提示する。

たのしい知識
ぼくらの天皇（憲法）・汝の隣人・コロナの時代

高橋源一郎

きちんと考え、きちんと生きるために――。明仁天皇のビデオメッセージと憲法9条の秘密、韓国・朝鮮への旅、宗主国と植民地の小説。ウイルスの歴史を、カミュ、スペイン風邪に遡り、たどりつく終焉、忘却、記憶、ことば。これは生きのびるための「教科書」だ。

コロナと生きる

内田 樹
岩田健太郎

人と「ずれる」ことこそ、これからのイノベーティブな生き方だ！「コロナウイルスは現代社会の弱点を突く〟21世紀の鬼っ子〟」という著者ふたりが、強まる一方の同調圧力や評価主義から逃れてゆたかに生きる術を説く。災厄を奇貨として自分を見つめ直すサバイバル指南書。

キリギリスの年金
統計が示す私たちの現実

明石順平

アリのように働いても、老後を公的年金だけで過ごすことは絶対不可能。円安インフレ、低賃金・長時間労働、人口減少……複合的な要素が絡み合う「年金制度」の未来とは。さらに、コロナ禍でますます悪化する日本財政の末路を豊富なデータをもとに徹底検証。

大阪から日本は変わる
中央集権打破への突破口

吉村洋文
松井一郎
上山信一

停滞と衰退の象徴だった大阪はなぜ蘇ったか。経済や生活指標の大幅改善、幼稚園から高校までの教育無償化、地下鉄民営化などの改革はいかに実現したか。「大阪モデル」をはじめ、新型コロナで国に先行して実効性ある施策を打てた理由は。10年余の改革を総括する。

朝日新書

読み解き古事記　神話篇

三浦佑之

「古事記神話は、日本最古の大河小説だ！」ヤマタノヲロチ、稲羽のシロウサギ、海幸彦・山幸彦など、古事記研究の第一人者が神話の伝える本当の意味を紐解く。イザナキ・イザナミの国生みから、アマテラスの子孫による天孫降臨まで、古事記上巻を徹底解説。

妻に言えない夫の本音
仕事と子育てをめぐる葛藤の正体

朝日新聞「父親のモヤモヤ」取材班

男性の育児が推奨される陰で、男性の育休取得率いまだ7%。なぜか？　今まで通りの仕事を担いつつ、いざ育児にかかわれば、奇異の目や過剰な称賛にさらされる。そんな父親たちが直面する困難を検証し、子育てがしやすい社会のあり方を明らかにする。

学校制服とは何か
その歴史と思想

小林哲夫

制服は学校の「個性」か？「管理」の象徴か？　かつて生徒は校則に反発し服装の自由を求めてきた。だが昨今では、私服の高校が制服を導入するなど、生徒側が自ら管理を求める風潮もある。時代と共に変わる「学校制服」の水脈をたどり、現代日本の実相を描く。

文化復興　1945年
娯楽から始まる戦後史

中川右介

8月の敗戦直後、焦土の中から文化、芸能はどう再起したか？　75年前の苦闘をコロナ後のヒントに！「玉音放送」から大みそかの「紅白音楽試合」までの139日間、長谷川一夫、黒澤明、美空ひばりら多数の著名人の奮闘を描き切る。胸をうつ群像劇！

朝日新書

疫病と人類
新しい感染症の時代をどう生きるか

山本太郎

新型インフルエンザ、SARS、MERS、今回のコロナウイルス……近年加速度的に出現する感染症は、人類に何を問うているのか。そして、過去の感染症は社会にどのような変化をもたらしたのか。人類と感染症の関係を文明論的見地から考える。

教員という仕事
なぜ「ブラック化」したのか

朝比奈なを

日本の教員の労働時間は世界一長い。また、教員間のいじめが起きたりコロナ禍での対応に忙殺されたりと、労働環境が年々過酷になっている。現職の教員のインタビューを通し、現状と課題を浮き彫りにし、教育行政、教育改革の問題分析も論じる。

ルポ　トラックドライバー

刈屋大輔

宅配便の多くは送料無料で迅速に確実に届く。だが、IoTの進展でネット通販は大膨張し、荷物を運ぶトラックドライバーの労働実態は厳しくなる一方だ。物流ジャーナリストの著者が長期にわたり運転手に同乗取材し、知られざる現場を克明に描く。

坂本龍馬と高杉晋作
「幕末志士」の実像と虚像

一坂太郎

幕末・明治維新に活躍した人物の中でも人気ツートップの坂本龍馬と高杉晋作。生い立ちも志向も行動様式も異なる二人のキャラクターを著者が三十余年にわたり蒐集した史料を基に比較し、彼らを軸に維新の礎を築いた志士群像の正体に迫る。